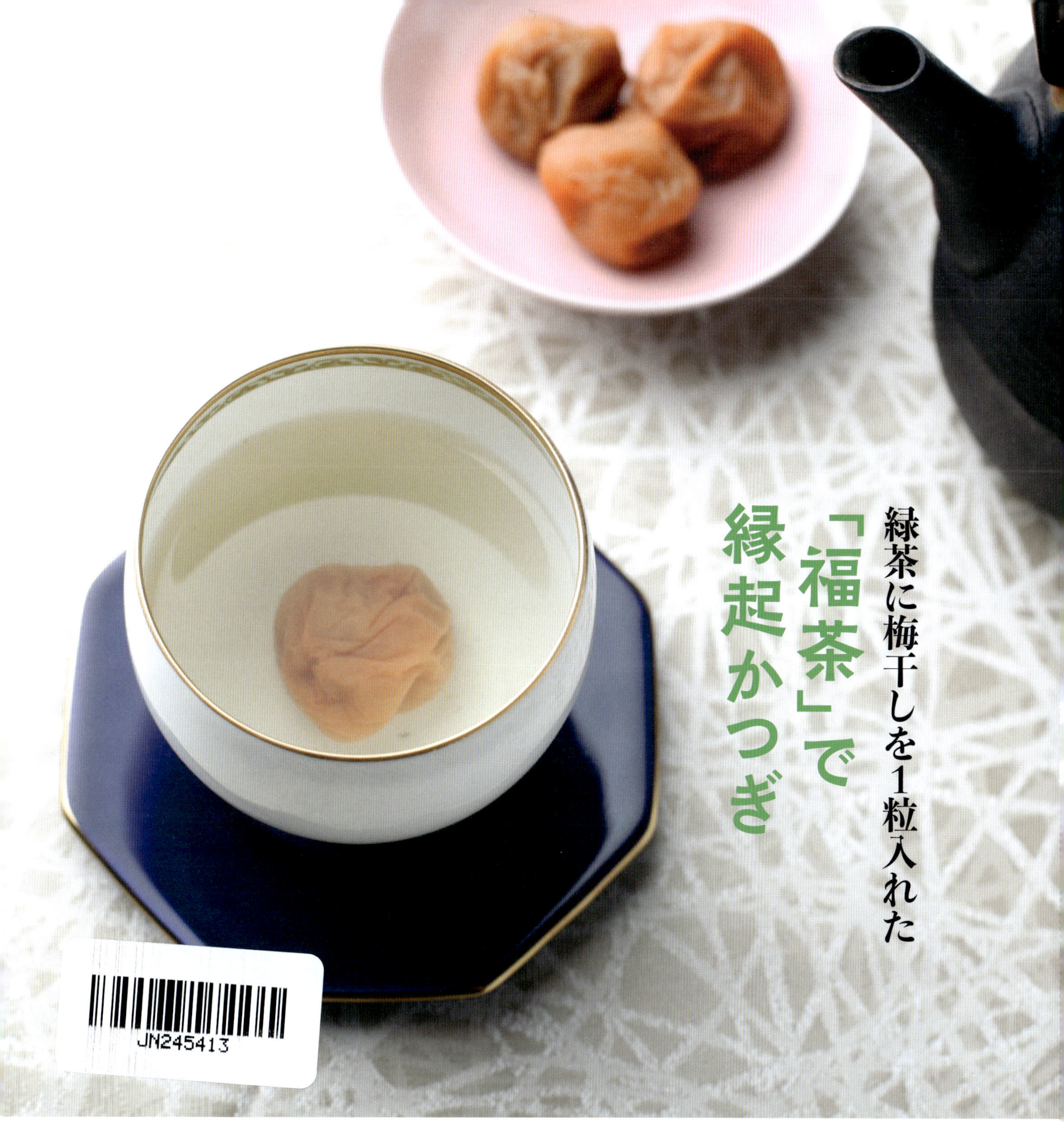

緑茶に梅干しを1粒入れた「福茶」で縁起かつぎ

平安時代に疫病《えきびょう》が鎮まったことがきっかけで飲まれるようになった「福茶」。
主に関西地方で見られる習慣で、梅干しや昆布、黒豆といった具に緑茶を注ぎます。
祝い事のさいに福茶を飲み、無病息災を願います。

材料
梅干し　1粒
緑茶の茶葉　3g（小さじ1と1／2～2）

作り方
❶急須に緑茶の茶葉を入れ、80℃程度のお湯を注ぐ
❷緑茶を湯のみに注ぎ、梅干し1粒を加える

梅干しをつぶしながら、ゆっくりと緑茶を味わってください。
梅干しは食べきるようにしましょう。

目次

—CONTENTS—

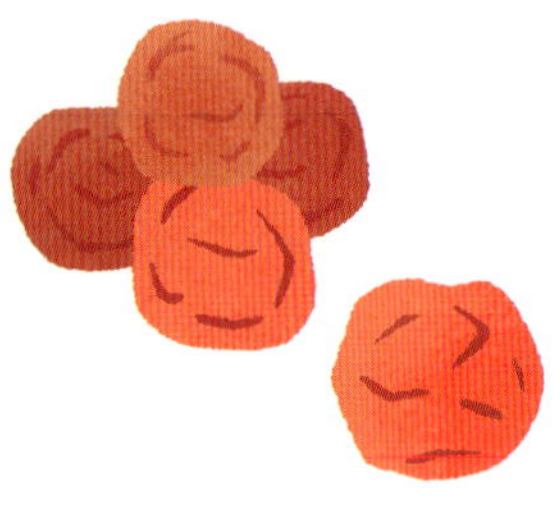

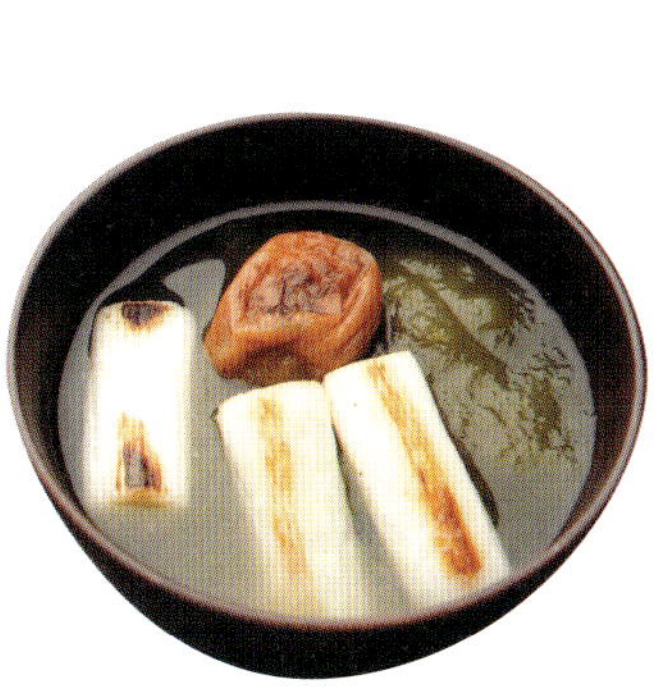

第3章

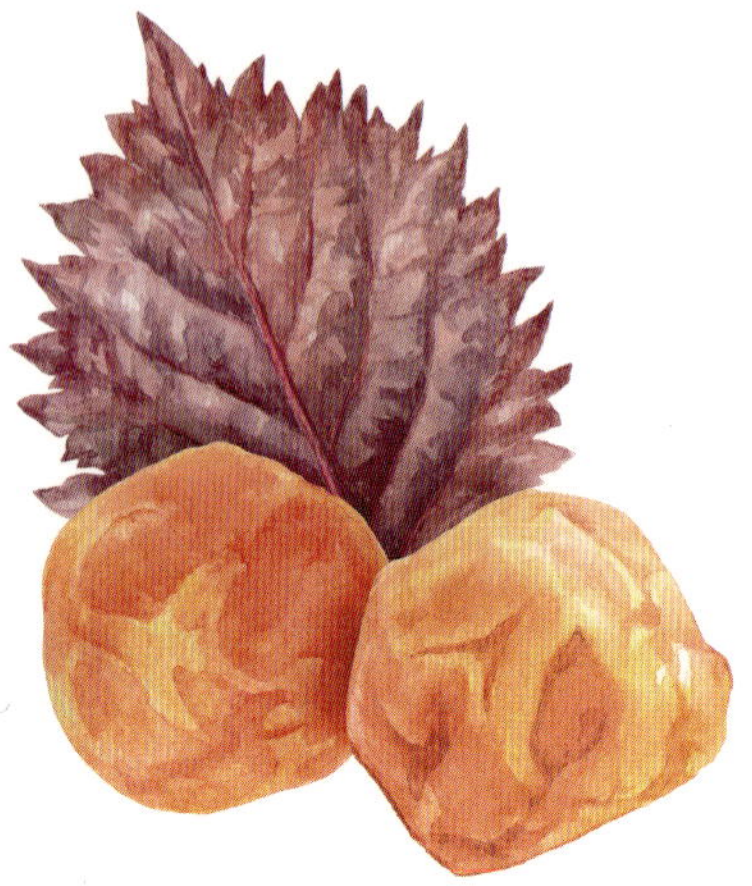

第1章

梅にまつわる言い伝えから読み解く

梅は先人の知恵が受け継がれた日本のスーパーフード

大阪河﨑リハビリテーション大学教授
宇都宮洋才

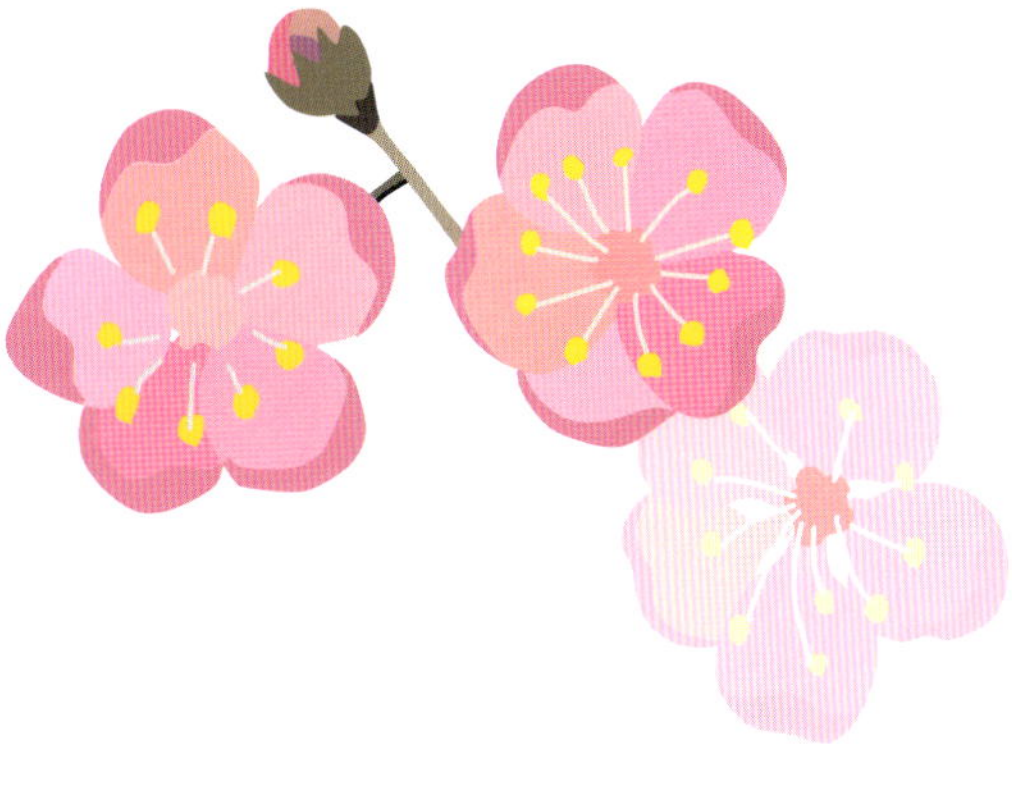

「梅はその日の難のがれ」「1日1粒の梅干しで医者いらず」――日本の先人の知恵がつまった言い伝えこそ梅の健康効果の証

日本が誇る「和食」の健康効果が世界各国で注目を集めています。中でも「梅干し」は栄養成分が豊富に含まれ、栄養バランスもよいことから「スーパーフード」として海外でも広く食されるようになりました。

梅干しは「梅」の実を塩漬けにしたあとで天日干しにし、梅酢につけて果肉を柔らかくした漬物です。梅干しと聞くと、口の中に広がるすっぱさや、白いご飯といっしょに食べる光景を思い浮かべる人が多いでしょう。白米の真ん中に梅干しがのった幕の内弁当や、日本の国旗のデザインに似ていることから名づけられた「日の丸弁当」に親しみを覚える人もいるかもしれません。

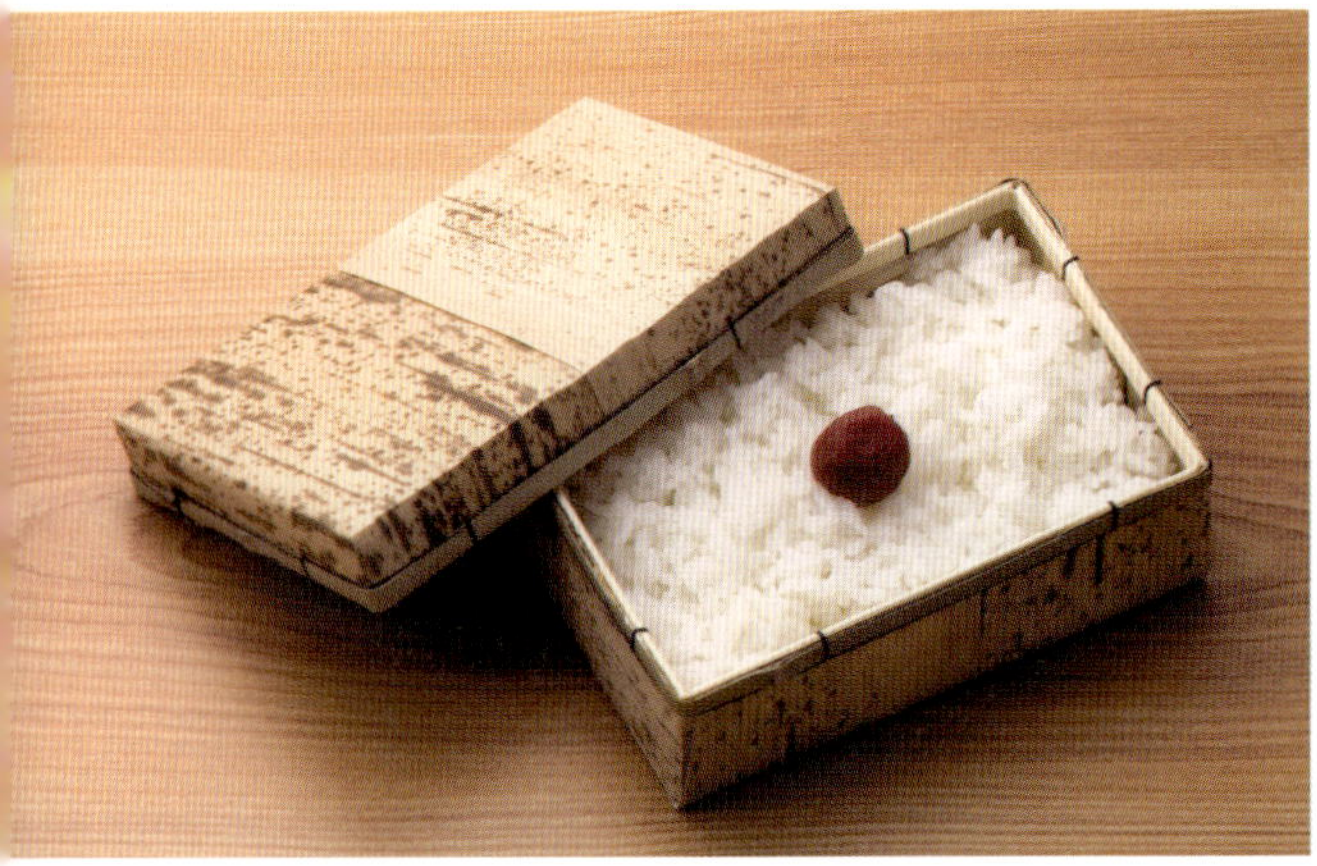

梅と梅干しにまつわる多くの言い伝え

梅干しの見た目や独特な味わいは、日本の食文化において欠かせない存在であるといっても過言ではありません。古くから日本人に親しまれてきた梅干しは、単なる食材以上の魅力を秘めています。**梅や梅干しにまつわる多くの言い伝えやことわざがあることこそが、先人の知恵が受け継がれてきた証《あかし》といえるでしょう。**

「梅はその日の難のがれ」

朝、出かける前に梅を食べれば、その日の災難を免れるといわれています。

「1日1粒の梅干しで医者いらず」

梅は古くから薬としても利用され、漢方薬の「烏梅《うばい》」として用いられてきました。熱さましや下痢《げり》止めなどに使われてきたといわれています。

「梅は三毒を絶つ」

このことわざにある三毒とは「水毒」「食毒」「血毒」のこと。水分の汚れ・食生活の乱れ・血液の汚れを解消する働きがあると伝えられてきました。

そのほか、現代でも日常的に使われている「塩梅《あんばい》」も梅が由来の言葉です。調味料の塩と梅酢の絶妙なバランスによって味つけがよくなったことから、料理の加減がいいという意味で「塩梅がいい」といわれるようになりました。

料理の言葉だけでなく、その後はさらに派生して「いい塩梅にメンバーがそろった」「天気の塩梅がよくない」といったように、物事の程合いや様子を示す言葉にも使われています。そして「今日は幸いにも塩梅がいい」「塩梅が悪いので仕事を休む」など、体調や具合といった健康状態を表す言葉としても使用されています。

梅は、健康にまつわる言い伝えや言葉が多いことからもわかるように、体のさまざまな不調の予防・改善に日本全国で利用されてきました。

梅にまつわる言い伝えやことわざ

「梅干しと友達は古いほどよい」

梅干しは長く漬けた物のほうが味がよく、友人は古くから付き合っている人ほど信頼できることをいう

「梅はつぼみより香あり」

梅はつぼみのときからよい香りを漂わせることから、才能のある人は幼いころから技量が現れていること

「梅と桜を両手に持つ」

香りのいい梅と見た目が美しい桜にたとえ、よい物を両手に持つことで、よいことの上にさらによいことが重なるときの表現

戦国時代には保存性や携帯性から重宝された

古くは平安時代、村上《むらかみ》天皇が梅干しと昆布茶を飲んで疫病を克服したと伝えられています。平安時代に編纂《へんさん》された日本最古の医学書『医心方《いしんぼう》』（984年）には、梅干しの効能が記載され「心臓の乱れを鎮める」「皮膚の荒れ、萎縮《いしゅく》を治す」「下痢を止め、口の渇きを止める」などと記されています。

室町時代になると、梅干しは食欲増進を目的として武士の間で用いられるようになりました。戦国時代には戦《いくさ》のときに食べる食料として、多くの大名が梅干し作りを奨励したという逸話もあります。**梅干しは保存性に優れ携帯しやすいこと、作りやすく栄養を手早く摂取できることから重宝されたのです。**これをきっかけに梅の木が日本全国で植えられるようになり、今では梅の名所が各地に存在しています。

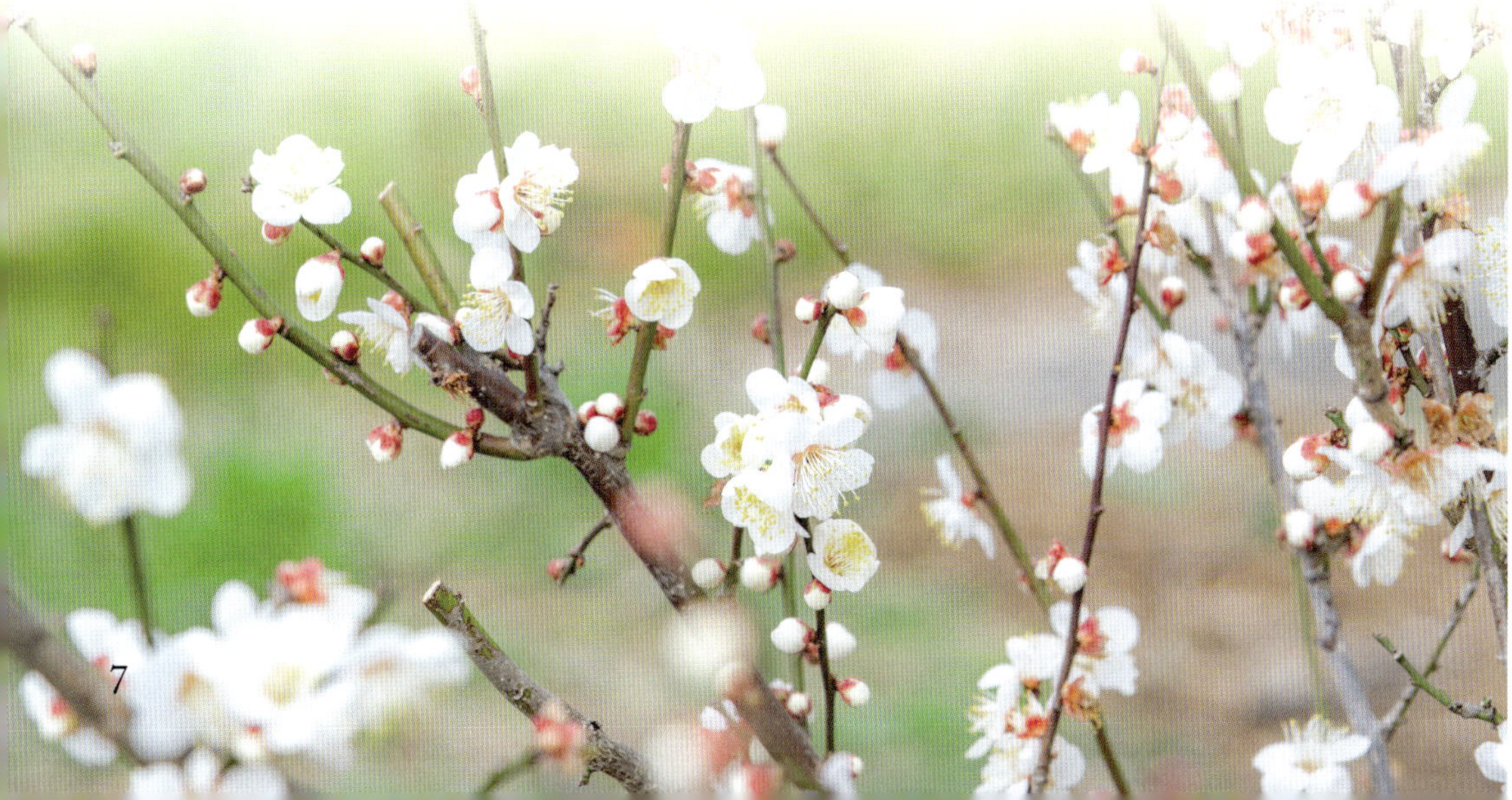

梅干しの**健康効果はすっぱさにあり！**
近年の研究で**梅の抗菌作用や抗酸化作用**などを科学的に実証

梅干しの生産量・収穫量で全国第1位を誇る和歌山県。日本国内で生産される梅の約6割を占めています。中でも和歌山県の中央に位置する、みなべ町や田辺《たなべ》市などが有名な産地として知られています。

和歌山県みなべ町は、梅の最高級ブランドとして有名な「南《なん》高梅《こうめ》」発祥の地。果実が非常に大きく、柔らかい果肉が特徴です。皮が薄くて種が小さいため、梅干しはもちろん、梅酒や梅肉エキス、梅ジュース、梅菓子など、さまざまな用途に加工されています。南高梅は日本のみならず世界中で好評を集めています。

梅の栽培方法が世界農業遺産に認定

江戸時代の初期、現在のみなべ町や田辺市にあたる田辺藩は、土壌の恵まれた土地ではなく、米作りに適していませんでした。そんな荒れた土地を耕し、梅の栽培をするように推奨したのが田辺藩領主の安藤直次《あんどうなおつぐ》です。年貢に苦しむ農民を助けるために梅の栽培をすすめ、江戸幕府に梅干しを献上し、税を免れていたといいます。

和歌山県が「梅王国」となった一番の理由は温暖な気候によるものです。特に、梅の生産が盛んな和歌山県の中部や南部は、1年を通して気温差が小さく、雨量が多い半面、日照時間も長いことから、梅の栽培に敵しているのです。**今では「みなべ・田辺の梅システム」として世界農業遺産に認定されるなど、梅の栽培方法が確立されています。**

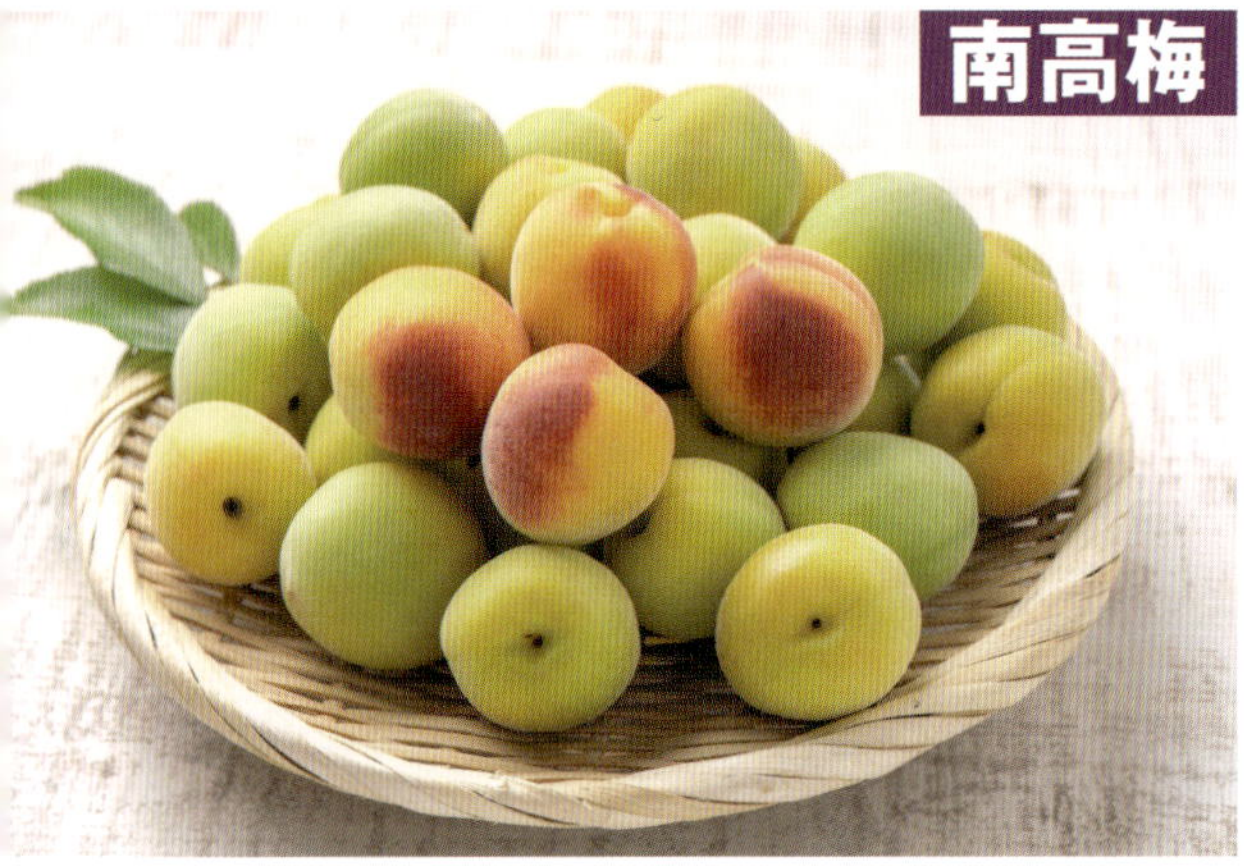

みなべ町を中心に栽培される南高梅は、黄色く熟した実が自然に落下するのを待って収穫されます。梅の木から十分な栄養を吸収した梅の完熟した果実は、皮がとても柔らかく甘みのある香りを楽しめるのが特徴です。

梅のすっぱさの理由がクエン酸

梅はスモモやアンズといった果実の仲間ですが、他の果物と違って生梅は食べられません。そこで梅を塩漬けにした保存食として、梅干しが食されています。

梅干しといえば、最大の特徴が味の「すっぱさ」でしょう。

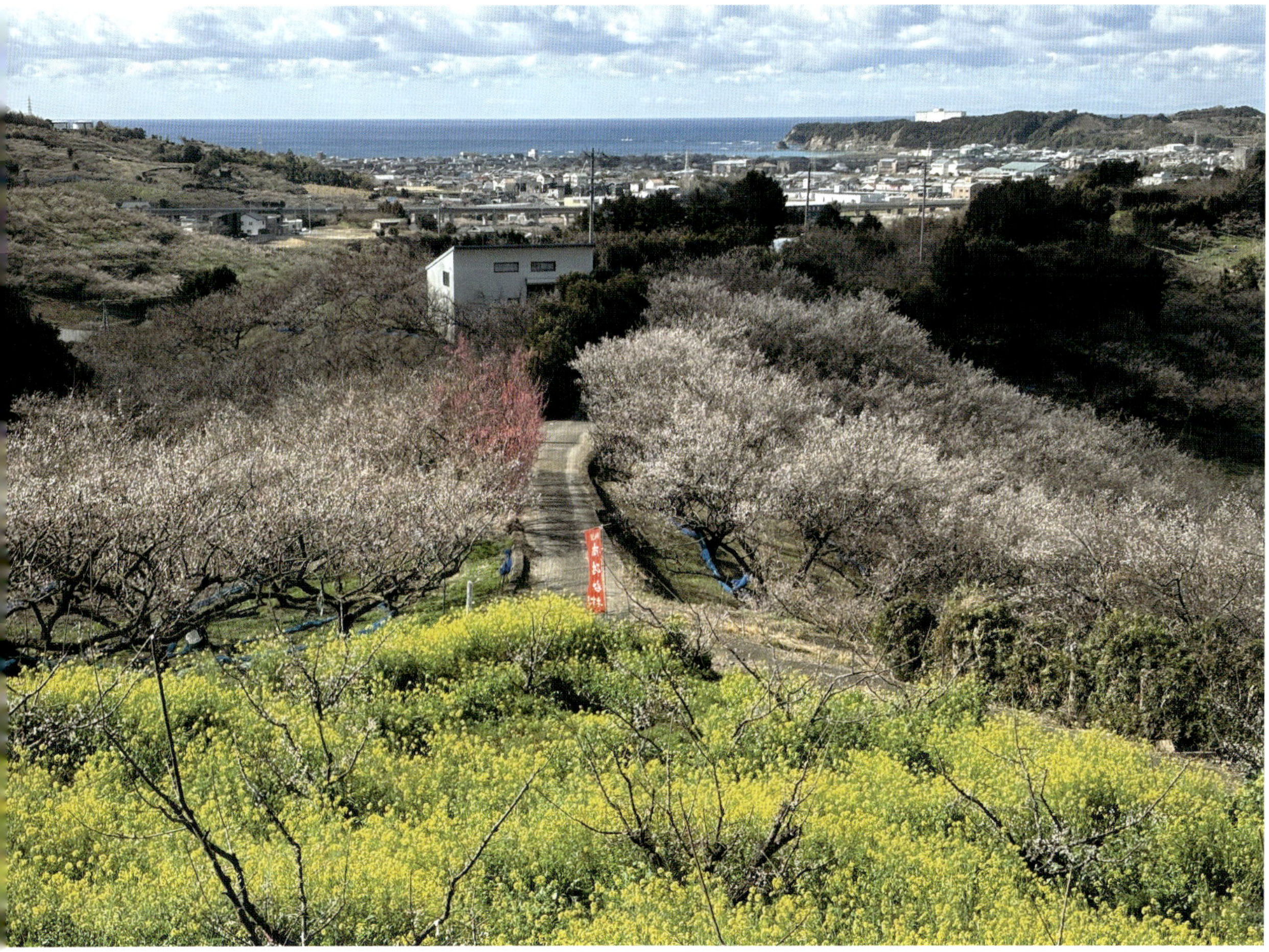

思い浮かべるだけで、唾液が出るという人も多いと思います。

梅干しのすっぱさの理由が、梅に含まれる「クエン酸」です。

クエン酸はレモンやグレープフルーツなどの柑橘類《かんきつるい》に含まれる酸味のもとになる成分。エネルギーの代謝を活発にして、疲労感が軽減されます。夏バテの回復にも有効とされています。

そして、クエン酸の優れた働きが強力な抗菌作用です。食中毒の原因となる細菌の繁殖を抑えるほか、梅干しを食べることで唾液や胃液の分泌《ぶんぴつ》が促され、体内での殺菌効果も期待できるのです。**日の丸弁当や幕の内弁当などのお弁当に梅干しを入れるのは、梅干しの殺菌作用や防腐作用が大きな理由だといえるでしょう。**

さらに、梅には「リグナン」というポリフェノールが豊富に含有されています。**梅リグナンは、さまざまな生活習慣病を引き起こす活性酸素を除去する抗酸化作用に優れています。**私たちが行った研究で、胃炎や胃潰《いかい》瘍《よう》の原因となるヘリコバクター・ピロリ菌の働きを抑えたり、インフルエンザなどのウイルスの増殖を抑制したりする作用があることを確かめています。

梅にはそのほかにも、たんぱく質や各種ビタミンのほか、カルシウムやカリウム、リン、鉄などのミネラルも豊富に含まれています。毎日の食事の中で、梅の優れた健康効果をぜひ試してください。

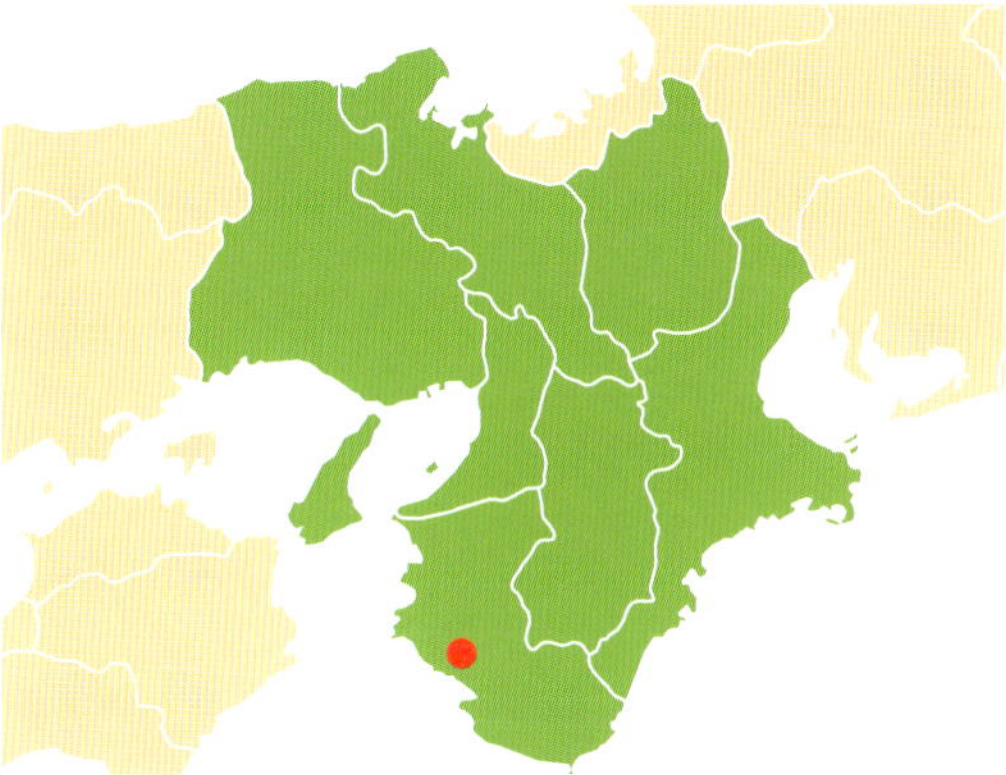

和歌山県の紀南地域に位置する「みなべ町」

写真協力／和歌山県みなべ町役場

梅干しは1日1粒がベスト！ 1粒なら塩分摂取量が1グラム未満に抑えられ塩分をとりすぎる心配もなし

栄養抜群の梅を手軽にとるには「梅干し」が最適です。とはいえ、梅干しをたくさん食べることで塩分も大量に摂取してしまうのではと気になる人も多いでしょう。

「1日1粒の梅干しで医者いらず」という言い伝えのとおり、梅干しは1日1粒食べれば十分です。1食1粒ではなく1日1粒だけにすることをおすすめします。

梅干しの塩分が気になる人のために、購入するポイントを説明しましょう。

梅干しのパッケージを見ると、栄養成分が表示されています。例えば、7粒入りの梅干しの内容量が70グラムの場合なら、1粒が10グラムとなります。そして梅干しの塩分が3％なら、梅干し1粒あたりの塩分量は0・3グラム。このように計算すると、1粒あたりの塩分量はそれほど多くないことがわかるでしょう。

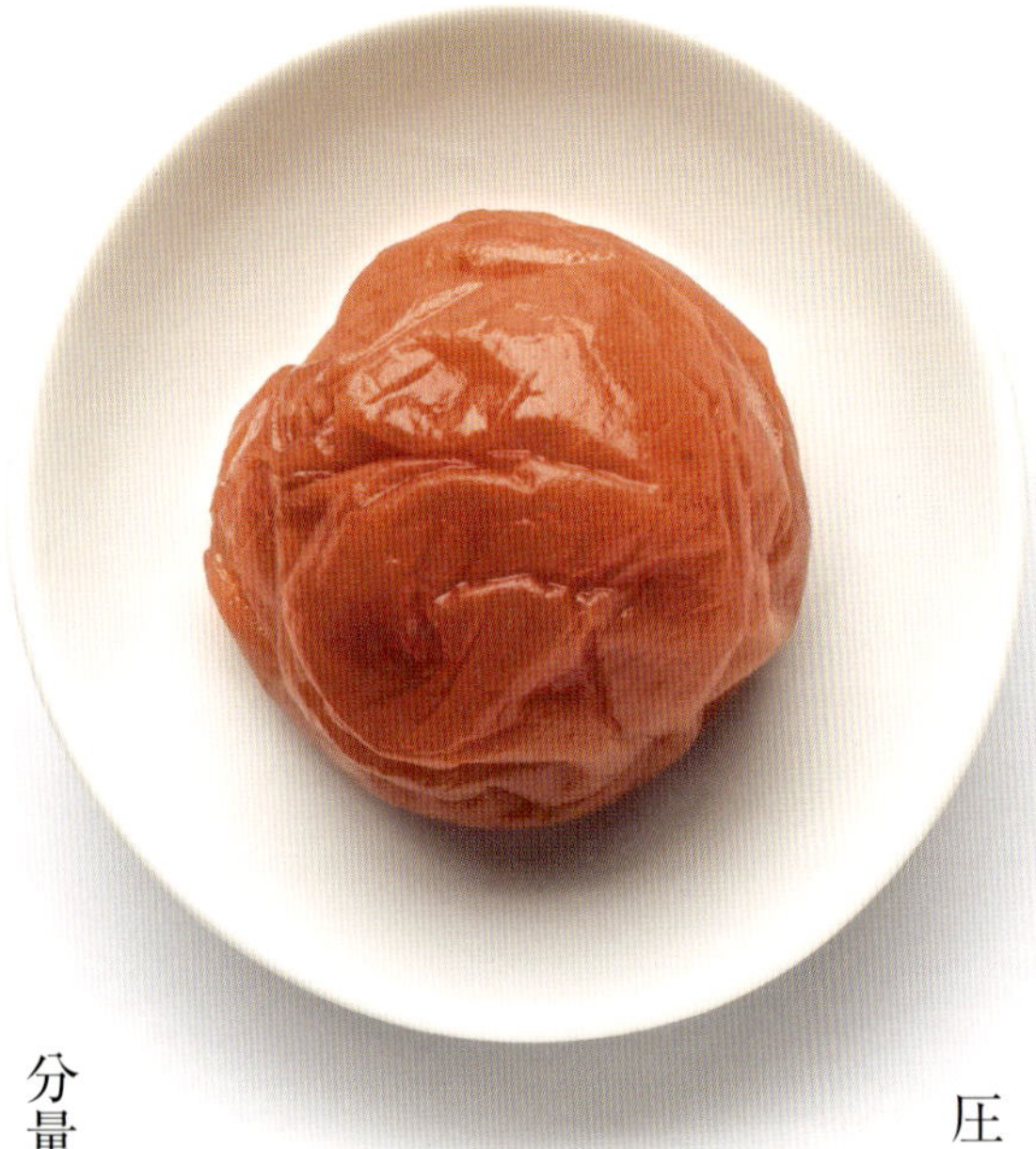

1粒の塩分量は1グラムにも満たない

厚生労働省の「日本人の食事摂取基準（2020年版）」によると、日本人の塩分摂取量の基準は、男性が7・5グラム未満、女性が6・5グラム未満。日本高血圧学会では高血圧の人の目安として1日6グラム未満を推奨しています。

塩分が3％ほどの減塩タイプの梅干しが多く販売されています。こうした減塩梅干しを利用し、ほかの食事の塩分量と調整することで塩分のとりすぎを防ぐことができるでしょう。

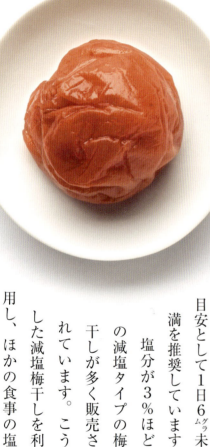

梅干しの大きさに差があるものの、塩分が比較的多い梅干しを食べたとしても、1粒あたりの塩分摂取量は1グラムにもなりません。健康な人ならば、1日1粒なら塩分のとりすぎを心配する必要はないでしょう。

梅干しを食べるタイミングはいつでもOKですが、**「梅はその日の難のがれ」の言い伝えのとおり、まずは習慣づけとして朝食でとることをおすすめします。**

朝に梅干しを食べることで、血糖値の上昇を緩やかにする効果も期待できます。

第2章

美肌・ダイエット・骨密度から
高血圧・高血糖・胃の不調まで

日本と世界の科学的研究で実証された長生き梅干し

宇都宮洋才

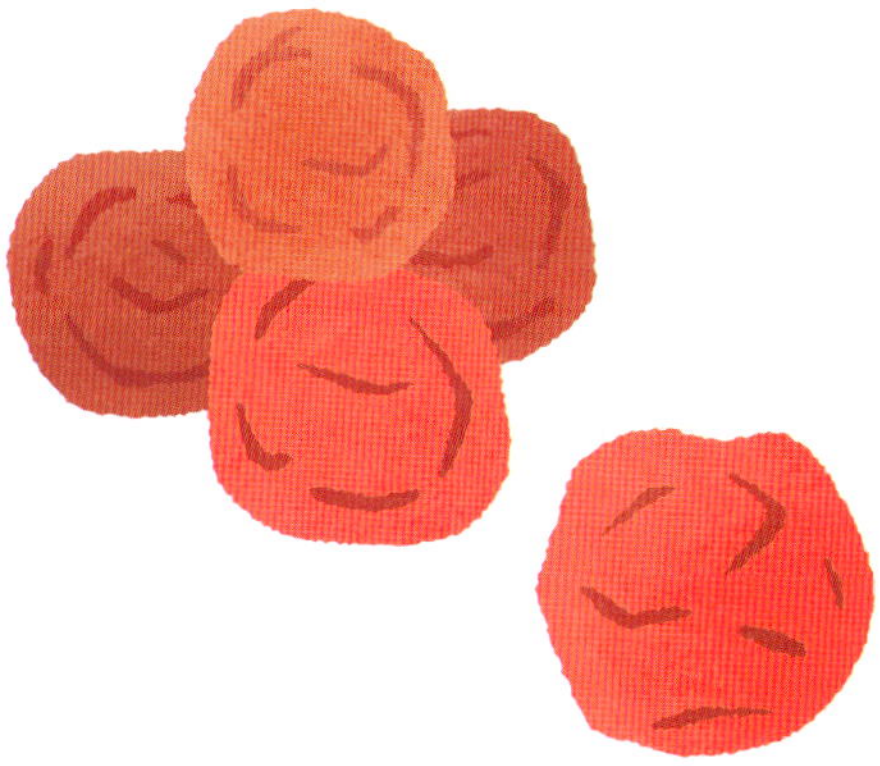

高血圧

血圧を上昇させるホルモンの働きを抑えて高い血圧が正常化し合併症も防ぐと米国の大学との共同研究で実証

「梅干しは食べたいけれど、塩分が多く、血圧が高くなるのではないか」と、心配する人がいるかもしれません。**しかし、梅干しには血圧の上昇を防ぐ働きがあることが、私たちの研究グループと、米国・テンプル大学などとの共同研究で確認することができました。**

心臓は、収縮と拡張をくり返して血液を送り出しています。血圧とは、心臓から送り出された血液が動脈を流れるさい、血管の壁にかかる圧力のことです。一般的に血圧は「上」「下」というい方をされます。

上の血圧は、心臓が収縮して血管に最も強い圧力がかかっているときの値のこと。正しくは収縮期血圧（最高血圧）と呼ばれています。一方、下の血圧は心臓が拡張しているときに血管にかかる圧力の値で、拡張期血圧（最低血圧）と呼ばれています。

医療機関で血圧を計測したさい、上の血圧が140ミリ以上、または下の血圧が90ミリ以上になると高血圧と診断されます。自宅で計測した場合は、上の血圧が135ミリ以上、または下の血圧85ミリ以上が高血圧の基準。自宅での計測の基準値が5ミリ低いのは、医療機関よりもリラックスでき、その分、血圧が低めに出やすいからです。

血圧を上げる物質の働きを9割も抑えた

血圧の上昇には、アンジオテンシンⅡというホルモンが深くかかわっています。アンジオテンシンⅡには、体内に増えすぎると血管内の細胞を大きくする作用があり、血管を狭めることで、血圧を上昇させてしまうのです。アンジオテンシンⅡは塩分の過剰摂取や喫煙などで増えると考えられています。

私たちの研究グループは、ラットの培養《ばいよう》細胞を使い、梅肉エキスにアンジオテンシンⅡを抑える働きがあるかを調べました。培養細胞とは、動物や植物から細胞を取り出し、人工的に増殖させた細胞です。

梅の栄養成分

リグナン

植物の種子や皮、茎などに含まれるポリフェノールの一種。生活習慣病などを引き起こす体内の活性酸素の害を抑える「抗酸化力」に優れている。動脈硬化を抑えるほか、細胞の老化を防ぐ働きがある。女性ホルモンのエストロゲンに似た働きがあり、更年期に起こる不定愁訴の予防・改善効果も期待できる。

実験ではまず、ラットの培養細胞に梅肉エキスを加えました。その後、アンジオテンシンⅡを加えたところ、その働きが80～90%も抑えられたことが確認できたのです。

とはいえ、梅以外の果実エキスもアンジオテンシンⅡの働きを抑制するかもしれません。そこで、レモンやオレンジ、リンゴ、ブドウなどの果実エキスでも同様の実験を行いました。その結果、いずれの果実エキスも、梅肉エキスのようにアンジオテンシンⅡの働きを抑制する効果は見られませんでした。

梅肉エキスの高血圧に対する効果

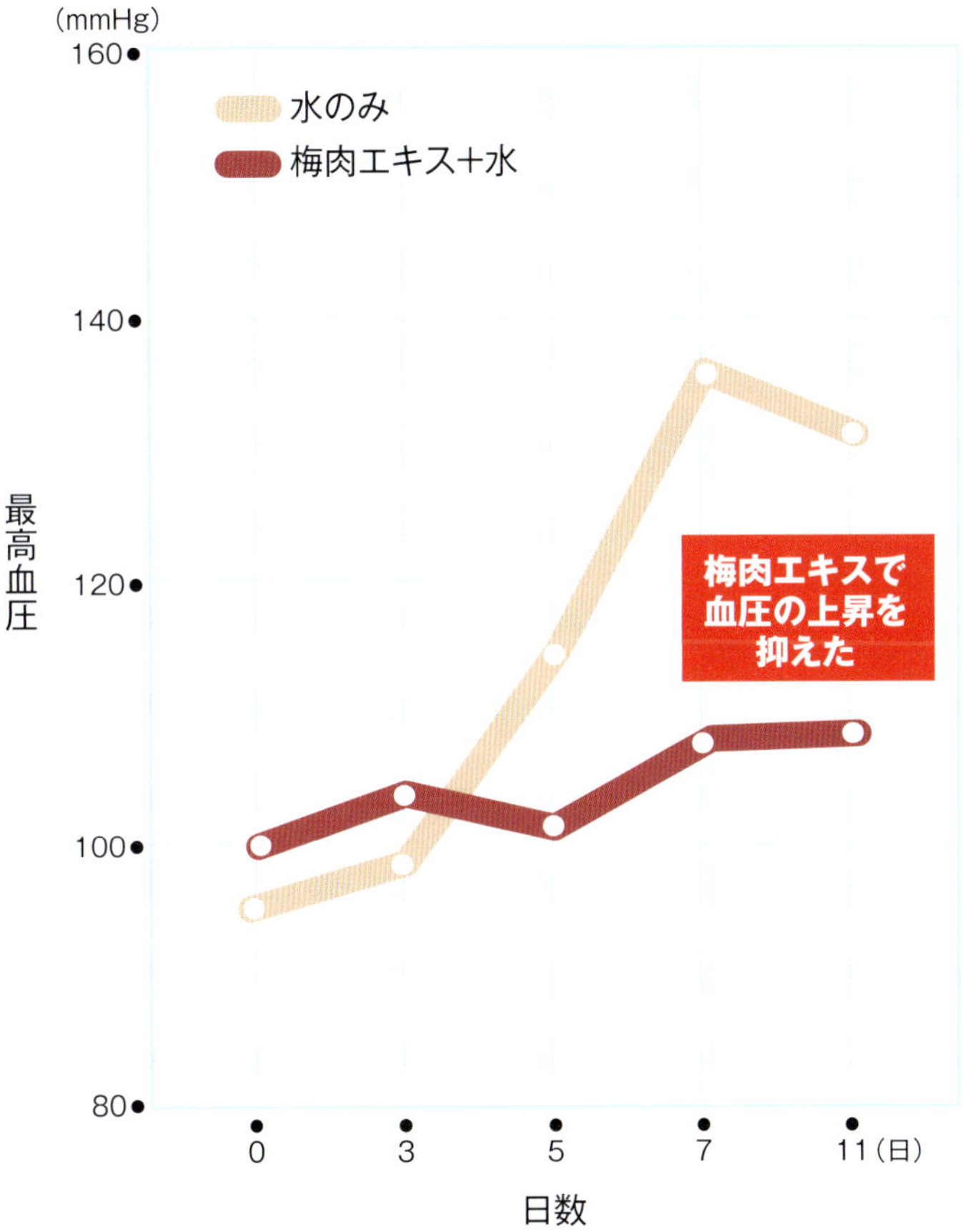

(出典:「Hypertension Research 46 1923-1933(2023)」をもとに作成)

血管の障害や心臓の肥大も防いだ

培養細胞での実験では、梅肉エキスがアンジオテンシンⅡの働きを抑え、高血圧の予防・改善に役立つことがわかりました。しかし、動物ではまだ確認できていません。それを調べるために、私たちはマウスを使った実験を行うことにしました。

この実験では、アンジオテンシンⅡを投与して高血圧になりやすくしたマウスを用意。通常の水を与えて飼育したグループと、梅肉エキスを0・1%含む水を与えたグループの血圧の変化を比較しました。

その結果、通常の水を与えたグループのマウスは血圧が徐々に上昇し、血管の炎症も確認できました。**一方、梅肉エキス入りの水で飼育したグループのマウスは、血圧が正常値に保たれていたばかりか、血管の障害や心臓の肥大といった高血圧で起こりやすい合併症を防いだことも明らかになったのです。**

高血圧の治療では、血圧を正常値に下げることはもちろん、血管の障害を抑えることも重要です。今回の実験では、その両方に作用する成分が梅に含まれていることが確かめられました。

この研究成果をまとめた論文は、2023年に発行された日本高血圧学会の学会誌「ハイパーテンション・リサーチ」に掲載され、多くのメディアに取り上げられるなど、大きな注目を集めました。

梅干しは、古くから保存食としても利用されてきたことから塩分が多く、高血圧の人は食べないほうがいいと思われがちです。しかし、実際は血圧の上昇や血管の炎症を抑える効果の期待できることが、私たちの研究で明らかになったのです。

高血糖

梅に含まれるオレアノール酸が食事でとった糖質の消化や吸収を緩やかにして食後血糖値の急激な上昇を防ぐ

血糖値の上昇を抑えることが私たちの研究で確認できました。

厚生労働省が3年ごとに行っている「患者調査」（2023年）によると、糖尿病で現在治療を受けている患者数は552万3000人。そのうち、生活習慣が原因で起こる2型糖尿病の患者数は363万9000人で、糖尿病患者の6割以上にも上ります。梅には、この2型糖尿病を予防する成分が含まれていることを私たちの研究グループは確認しました。

糖尿病と深く関係するのが、インスリンというホルモンです。私たちは食事をとると、食後に血糖値（血液中のブドウ糖濃度）が上昇します。このとき、血糖値を下げるために、膵臓《すいぞう》から多量のインスリンが分泌《ぶんぴつ》されます。インスリンは血液中に増えたブドウ糖を細胞内に取り込み、エネルギー源として利用。余ったブドウ糖はインスリンの働きにより、グリコーゲンや中性脂肪に合成され、肝臓や脂肪組織に蓄えられます。

こうしたインスリンの働きによって血糖値が低下。さらに血糖値は一定の範囲内で保たれています。しかし、**インスリンが十分に働かず、血液中を流れるブドウ糖がだぶついて発症するのが糖尿病です。**

糖尿病には1型糖尿病と、2型糖尿病の2種類があります。1型糖尿病は、自己免疫疾患などが原因で、膵臓にあるインスリンを作るβ《ベータ》細胞が障害され、インスリンを全く、あるいはほとんど作ることができなくなる病気のこと。

一方、2型糖尿病は遺伝的要因のほか、慢性的な過食や運動不足などの生活習慣が重なって発症します。膵臓でインスリンは作られるものの、量が不十分だったり、十分に機能を発揮しなかったりします。

ブドウ糖を作る酵素の働きを抑制

実は、梅干しに含まれる「オレアノール酸」という成分が、

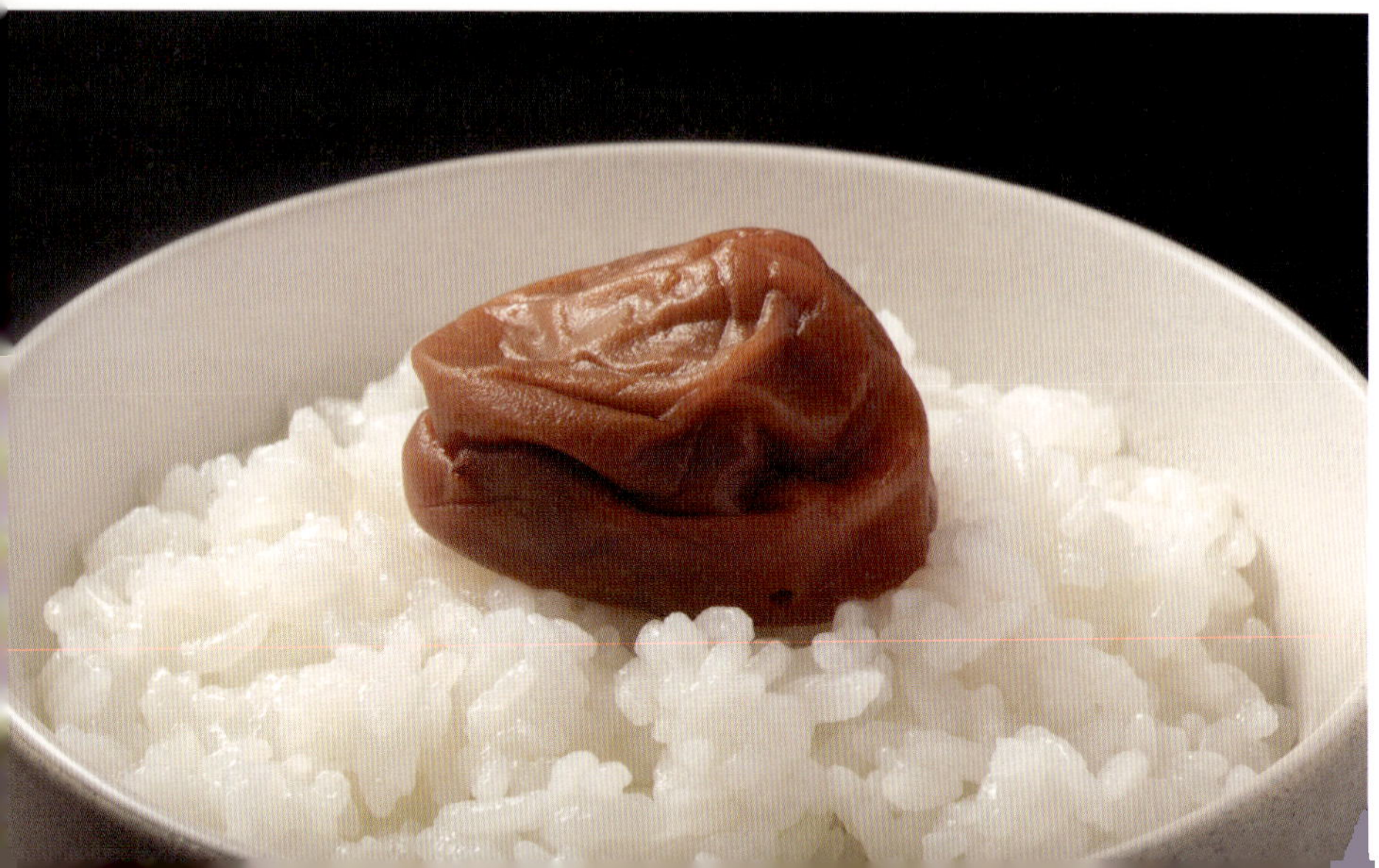

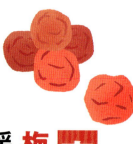

梅の栄養成分

オレアノール酸

多くの植物に含まれるトリテルペンという化合物の一種。血糖値を上昇させるα-グルコシダーゼの働きを阻害し、糖質の消化吸収を穏やかにして食後に血糖値が急に上がるのを防ぐ。そのほか、炎症を抑える働き、虫歯や歯周病の原因菌の増殖を抑制する働きが報告されている。

オレアノール酸は、植物に含まれるトリテルペンという化合物の一種です。梅のほか、オリーブやブドウ、リンゴなど、多くの植物に含有していることが知られています。そして、疲労や老化の原因となる活性酸素の害を防ぐ抗酸化作用や、炎症を抑える抗炎症作用など、さまざまな健康効果のあることが確認されています。

オレアノール酸は、糖を分解してブドウ糖を作るα《アルファ》-グルコシダーゼという酵素の働きを阻害する働きがあります。

私たちが食べ物から摂取する糖質はたくさんのブドウ糖がつながっており、そのままの形では体内に吸収されません。まず、唾液などの消化酵素の働きによって、単糖（糖質の最小単位）が複数個つながった状態に分解されます。その後、α-グルコシダーゼの働きによって、単糖にまで分解されることで血管へと吸収され、血糖値が上昇するのです。

α-グルコシダーゼの働きを抑えれば、糖質は血管に吸収されにくくなり、血糖値の上昇を防ぐことができます。実際、α-グルコシダーゼの働きを阻害する薬が開発され、糖尿病の治療薬として利用されています。α-グルコシダーゼ阻害薬はブドウ糖への分解を遅らせ、食後の血糖値の急激な上昇を抑えてくれるのです。

梅のエキスを与えると血糖値が大幅に低下

梅に含まれるオレアノール酸は、α-グルコシダーゼ阻害薬と同じ働きをすることが、私たちが行った実験で明らかになりました。

2型糖尿病を発症させたラットを、梅から抽出したエキスを与えたグループと、与えなかったグループに分け、7週間後に血糖値の変化を調べてみました。

その結果、梅のエキスを与えた2型糖尿病ラットのグループの血糖値は大きく下がっていたのです。一方、与えなかったグループの血糖値は高い状態のままでした。

私たちの研究グループは、梅がα-グルコシダーゼの働きを阻害することを解明。それが、梅に含まれるオレアノール酸によるものであることも突き止めたのです。

梅干しを食べることで、糖質の吸収を遅らせることができ、食後の血糖値の上昇を防ぐことが十分期待できます。

白いご飯の上にのった梅干しは、血糖値の上昇を防ぐためにも理にかなった食材といえるでしょう。

動脈硬化

赤血球の働きが柔軟になり血小板の凝集も抑えて サラサラの血液に！ 動脈硬化が改善し脳・心筋梗塞を予防

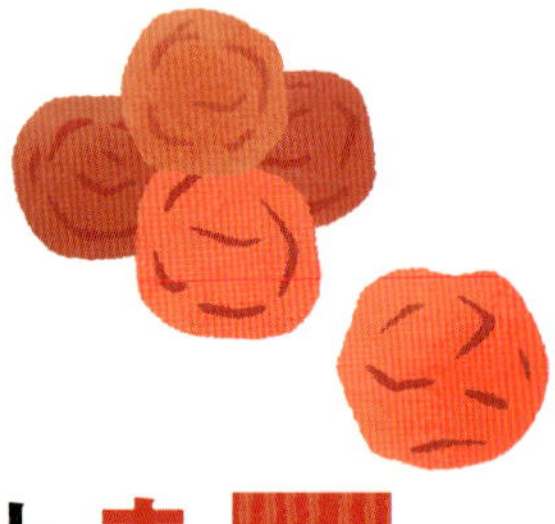

健康長寿の人は、朝ご飯のお供に梅干しをよく食べるといわれています。実際、梅干しは健康長寿と深くかかわっていると考えられます。

最近では健康寿命が重要視されています。健康寿命とは、単なる寿命ではなく「健康上の問題で日常生活が制限されることなく生活できる期間」のこと。2000年にWHO（世界保健機関）が提唱しました。

健康寿命を延ばすカギを握るのが、血管の状態です。血液は血管を通して酸素や栄養を全身に運び、老廃物や二酸化炭素を回収する役割を担っています。

いわば、血管は生命を保つために欠かせない〝道路〟です。

命をつなぐ道路が途中でつまってしまえば、私たちは生命の危機に脅かされてしまいます。

そうした危険の呼び水となるのが、動脈硬化です。

動脈は内側から内膜・中膜・外膜の3層からできています。内膜は内皮細胞という細胞に覆われ、血管を広げて血流を促進する働きを担っています。動脈硬化は、この動脈が厚くなったり硬くなったりして、本来の構造が壊れ、正常な働きを維持できなくなる状態のことです。

動脈硬化が脳梗塞・心筋梗塞の元凶

高血圧や高血糖などによって血管に過度の負担がかかると、血管の内皮細胞に傷がつきます。すると、血液中のLDL（悪玉）コレステロールが内膜下に入り込み、酸化されて酸化LDLとなります。

酸化LDLは体にとっては異物です。そこで、酸化LDLを処理しようと、白血球の一種である単球が内膜下へと入り込み、マクロファージ（大食細胞）へと変化します。

マクロファージは酸化LDLをどんどん食べ、やがて死んでいきます。それがコレステロールや脂肪をたっぷりと含んだドロドロの粥状《じゅくじょう》物質（プラーク）となり、動脈に蓄積した状態が

梅の栄養成分

ムメフラール

梅の果汁を長時間煮つめて作る梅肉エキスに多く含まれる。ムメフラールには、血液中の赤血球が非常に細い毛細血管を通るときなどに変形して通過できる「変形能」の働きを活性化させる作用がある。さらに血小板の凝集を抑えて血液の流れをスムーズに保つ働きがある。

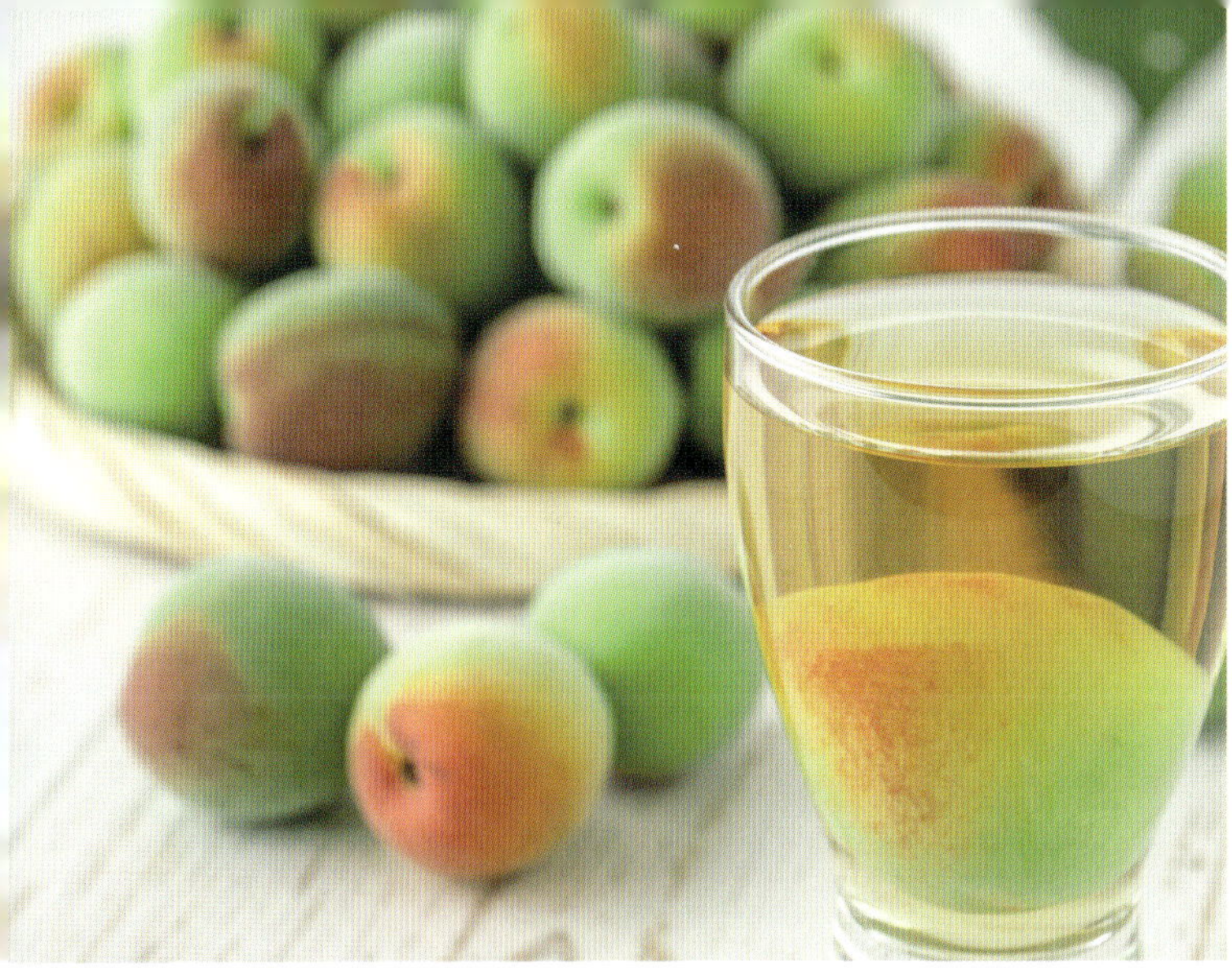

動脈硬化です。

プラークが蓄積して動脈硬化が進行すると、血流は低下します。また、プラークが破れると、そこに血栓（血液の塊《かたまり》）ができて、血流が完全に途絶えてしまうこともあります。

動脈硬化が心筋へ血液を送る冠動脈で起これば、狭心症や心筋梗塞《こうそく》を引き起こし、脳の血管で起きれば脳梗塞になります。

幸いに一命を取りとめたとしても、片側の手足のマヒなど、後遺症が残ることもあります。また、動脈硬化によって、心臓などに形成された血栓がはがれて脳の動脈まで移動して閉塞《へいそく》を起こす、脳塞栓《のうそくせん》などもあります。

赤血球の変形能の働きを促進させる

健康寿命を延ばすためには、動脈硬化を防ぐことは必須条件といっても過言ではありません。そこで役立つのが、梅の果汁を長時間煮つめて作る梅肉エキスに含まれる「ムメフラール」という成分です。

ムメフラールは、梅に含まれる糖質とクエン酸が結合して生成されます。

血液の成分である赤血球は、酸素や栄養を全身の組織に運搬する重要な役割を担っています。赤血球は弾力性に富み、みずからの大きさよりも細い毛細血管を素早く通り抜けることができます。この働きを赤血球の変形能といいます。

ムメフラールは、赤血球の変形能の働きを促進させることが明らかになっています。血液に梅肉エキスを添加すると、血液の流動性がアップ。人間が継続的に梅肉エキスや梅酢を摂取することでも、血液がサラサラになって血流が促されることもわかりました。

さらにムメフラールは、血管内の血小板の凝集を抑えて血流をスムーズにする働きがあることも判明しています。

動脈硬化は加齢のほか、喫煙や運動不足などの生活習慣などが原因となりますが、特に注意したいのが高血圧です。

血圧が高くなると、血管に過剰な負荷がかかり、血管の内皮細胞は傷つきます。傷ついた場所からＬＤＬコレステロールが侵入し、動脈硬化が進行します。動脈硬化によって血液が滞ることで、さらに血圧が上昇しやすくなるという悪循環が起こるのです。

血圧の上昇や動脈硬化には、アンジオテンシンⅡという血管収縮作用のあるホルモンが大きくかかわっています。アンジオテンシンⅡは血管を収縮させて動脈硬化を促進し、血圧も上昇させるのです。

梅の果汁から作られた梅肉エキスは、血圧を高めるアンジオテンシンⅡの活性を80～90％も抑えることが確認されています。つまり、梅肉エキスをとることで動脈硬化を予防することが十分期待できるのです。

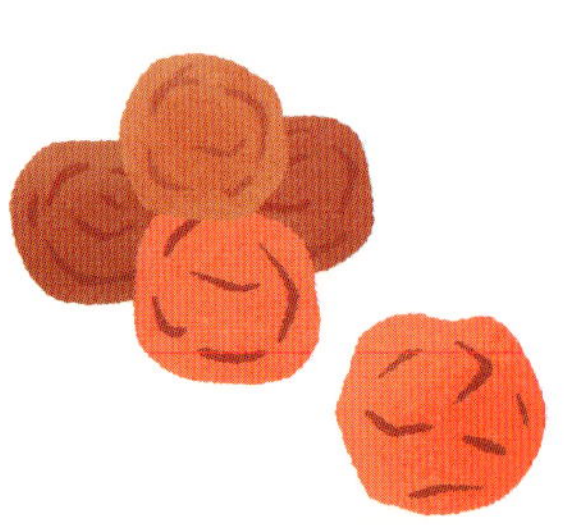

カゼ

梅干しの常食&梅酢うがいでカゼやインフルエンザを撃退！ウイルスの増殖を抑えて量も激減し免疫力アップ

梅の生産量日本一を誇る和歌山県みなべ町（日高郡《ひだか》）は、梅の代表的な品種である「南高梅《なんこううめ》」発祥の地として知られています。梅の収穫量は全国の約25％を占めています。

みなべ町では、古くから「カゼには梅干し、梅酢うがい」という言い伝えがあります。梅酢は、梅を塩漬けにして梅干しを作る過程で、梅から出てくるエキスのことです。

梅干しに限っていえば、「言い伝えは科学である」というのが、私の持論です。

カゼやインフルエンザなどの感染症が毎年のように流行し、新型コロナウイルス感染症はパンデミック（世界的大流行）を起こしました。私はみなべ町の言い伝えを実証することで、梅干しが感染症予防に役立つと考えたのです。

インフルエンザのウイルスが有意に減少

私たちの研究グループは、新型インフルエンザ（H1N1型）と同じウイルスに感染させたイヌの培養《ばいよう》細胞に、青梅から抽出したエキス（梅エキス）を加える実験を行いました。

すると、梅エキスの濃度がある一定ラインを超えると、ウイルスの量が有意に減ることを確認。ウイルスの量を減らした梅の有効成分は、私たちが世界で初めて発見した「エポキシリオニレシノール」というポリフェノールの一種です。

次に、インフルエンザウイルスに感染させた培養《ばいよう》細胞にエポキシリオニレシノールを加えると、**約7時間後にウイルスの増殖を90％以上も抑制することも確認できました。**

梅干しを日常的に食べれば、インフルエンザウイルスの増殖を抑えることが期待できます。外出から戻ったときなど、梅酢でうがいをすることも予防になるでしょう。みなべ町の「カゼには梅干し、梅酢うがい」とい

梅の栄養成分

エポキシリオニレシノール

梅干しに含まれるポリフェノールで、梅リグナンの一種。インフルエンザウイルスを感染させた培養細胞に、梅干しから抽出したエキスを加えたところ、約7時間後にウイルスの増殖を90％以上も抑えたことがわかった。

う言い伝えの有効性が、私たちの研究によって実証することができました。

新型コロナウイルスの増殖も抑制した

梅干しはインフルエンザウイルスだけでなく、新型コロナウイルスの増殖を抑えることも確かめています。新型コロナウイルス感染症は2019年12月初旬、中国で感染者が報告されてからわずか数ヵ月ほどの間に世界的に流行しました。

WHO（世界保健機関）は2020年1月、「国際的に懸念される公衆衛生上の緊急事態」を宣言し、2023年5月まで緊急事態宣言は続きました。

感染症の情報を伝える「厚生労働省検疫所FORTH」によると、全世界の新型コロナウイルス感染症の累積感染者数は約7億6000万人、累積死亡者は約691万人（2023年4月時点）です。今後、強力な変異株が現れる可能性も否定できません。

私たちの研究グループは、培養細胞に新型コロナウイルスを加えて感染させたところ、ウイルスが増殖して細胞は死滅。一方、**培養細胞に新型コロナウイルスと梅干しの抽出物を一緒に投与した場合、ウイルスの増殖が抑えられたのです。**

次に、梅干しの抽出物の濃度を段階的に変えて、新型コロナウイルスの増殖の様子を確認しました。すると、濃度が高いほど増殖を抑えることがわかったのです。**1《ミリリットル》の液体に梅干しの抽出物6・25《マイクログラム》程度を溶かした場合でも、ウイルスの増殖を約40％抑制できました。これは、梅干し1個を約4《リットル》の水に溶かした量と同じです。**

その後の実験で、梅干しの抽出物は新型コロナウイルスのさまざまな変異株に対しても、同様の働きを確認できました。

私たちが行った実験で、梅干しの抽出物が新型コロナウイルスの増殖を抑えることがわかりました。この結果から、梅干しを食べることで、新型コロナウイルスの感染を予防することが十分期待できます。

「カゼは万病の元」といわれるように、ウイルスに感染すると免疫力が低下して、ほかの病気にかかることもあります。免疫力を高めて感染症を防ぐためにも、梅干しの常食や梅酢うがいをおすすめします。

インフルエンザウイルスに対する効果

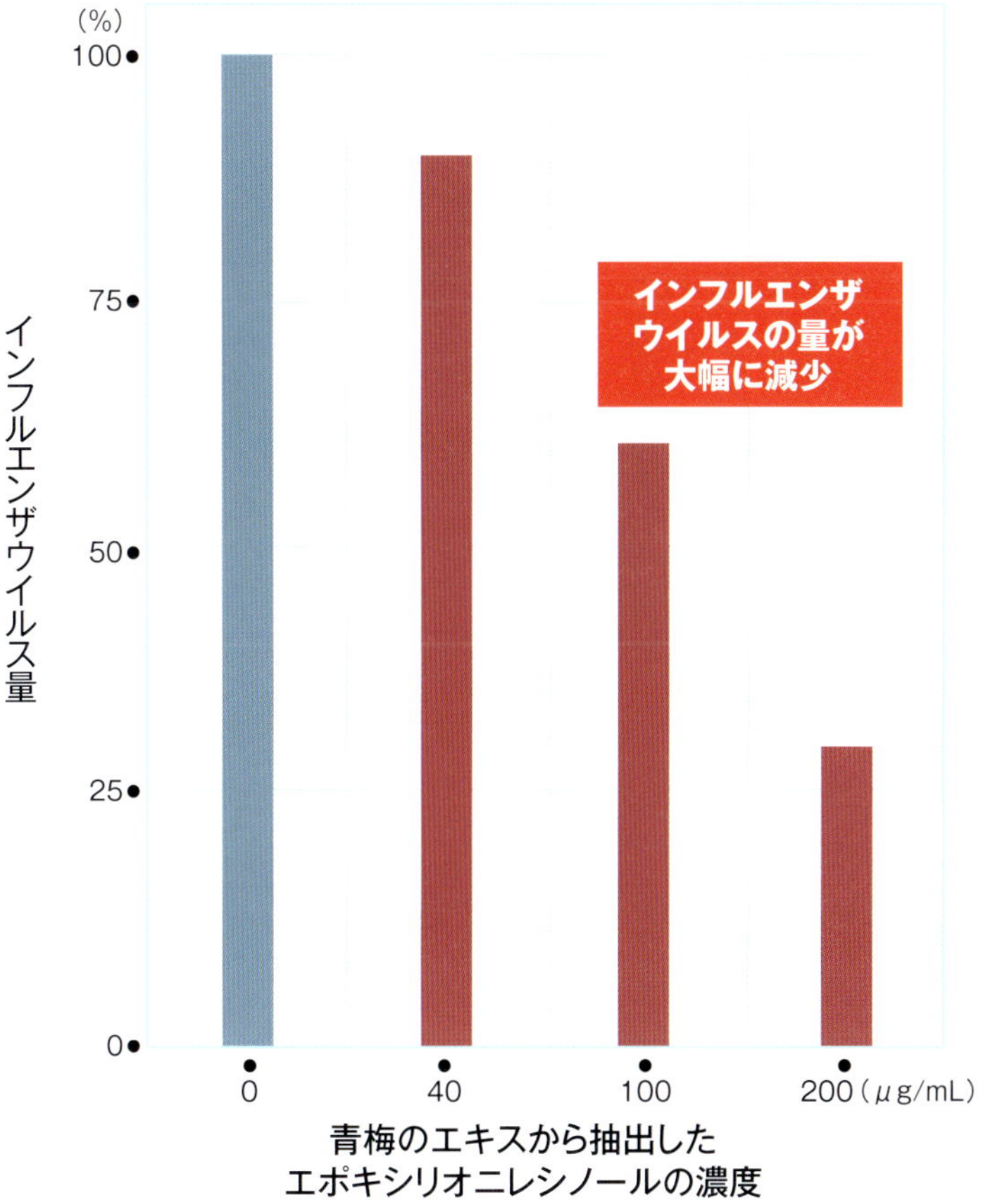

（出典:「特許2010-123642 抗ウイルス剤」をもとに作成）

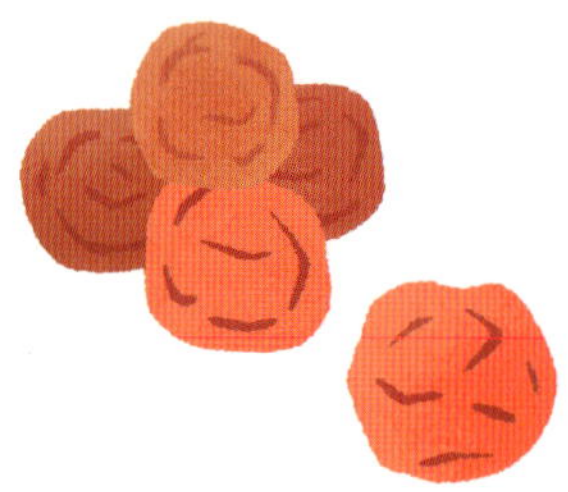

ダイエット

梅干しを加熱すると脂肪燃焼効果に優れたバニリンが大幅に増加！ 焼き梅干しが内臓脂肪の蓄積を抑える

昔から「梅を食べると太らない」という言い伝えがあります。

梅干しの酸味には食欲を増進させる働きがあり、ご飯がつい進んで太ってしまうというイメージもありますが、実際はそうではありません。

私たちは、和歌山県紀南《きなん》地域に住む女性201人を対象とした疫学調査（集団を対象とした統計学的な研究）を行いました。肥満度を調べるために、梅干しを食べる人と、食べない人のBMI（ボディマス指数）を比較してみたのです。BMIとは、体重（キロ）÷身長（メートル）÷身長（メートル）の計算式で算出される肥満度の指数のこと。日本肥満学会の基準では、BMIは22が適正値とされ、25以上を肥満と定義しています。

梅干しを食べる人ほど肥満度が低いと判明

梅干しを食べない人のBMIの平均は22を超えましたが、毎日1〜2粒食べる人は21、毎日3粒以上食べる人は19という結果が出ました。梅干しを食べない人に比べ、日常的に食べる人ほどBMIが低いことがわかったのです。

では、梅干しのどのような成分がダイエット効果をもたらしているのでしょうか。

その1つが梅干しに含まれている「バニリン」です。バニリンは、バニラに含まれる芳香成分で香料として広く使用されています。生の梅は甘い香りがしますが、これはバニリンによるものです。

バニリンは脂肪燃焼効果に大変優れています。バニリンは小腸で吸収されると、脂肪細胞に刺激を与えます。肥満の原因となる脂肪細胞は皮下脂肪や内臓脂肪として体内に蓄積され、どんどん大きくなります。

しかし、**バニリンが脂肪細胞に刺激を与えることで、脂肪細胞内に蓄えられている脂肪が燃焼。それによって脂肪細胞は小さくなり、内臓脂肪の蓄積が抑えられてダイエット効果をもた**

梅の栄養成分

バニリン

バニラの香りの主成分で、小腸で吸収されて脂肪細胞に刺激を与え、脂肪を燃焼させる。梅にはバニリンが豊富に含まれている。そのほか、梅に含有される「バニリングリコシド」を加熱するとバニリンに変化するため、梅干しのダイエット効果を高めるには「焼き梅干し」がおすすめ。

らすのです。

また、梅干しにはバニリンとよく似た「バニリングリコシド」という成分が含まれています。バニリングリコシドには脂肪燃焼効果はありませんが、加熱することでバニリンに変化します。したがって、**梅干しを加熱して食べると、より高いダイエット効果を得られます。**

あるテレビ番組で行った実験では、梅干しを電子レンジで1分加熱すると、バニリンの含有量が約20%も増加しました。

中性脂肪値の上昇も抑えられた

梅干しのダイエット効果では、酸味の主成分である「クエン酸」も重要な役割を果たしています。

私たちは食事から摂取した栄養素と酸素からエネルギーを生み出します。その際、主要な化学反応の経路となるのが、クエン酸回路（クエン酸サイクル）です。

クエン酸は、クエン酸回路を外因的にサポートします。すると、体内のエネルギー代謝が活発になり、ダイエット効果の向上が期待できるのです。

実際、私たちの研究グループは梅干しのダイエット効果について、ラットを使って実験し、興味深い事実を得ることができました。

肥満にさせたラットを2つの群に分け、一方には梅肉エキスを与え、もう一方には与えませんでした。**すると、梅肉エキスを与えなかった群では中性脂肪値が上昇しましたが、与えた群では中性脂肪値の上昇が抑えられたのです。**

梅干しの摂取頻度とBMI（肥満度）の関係

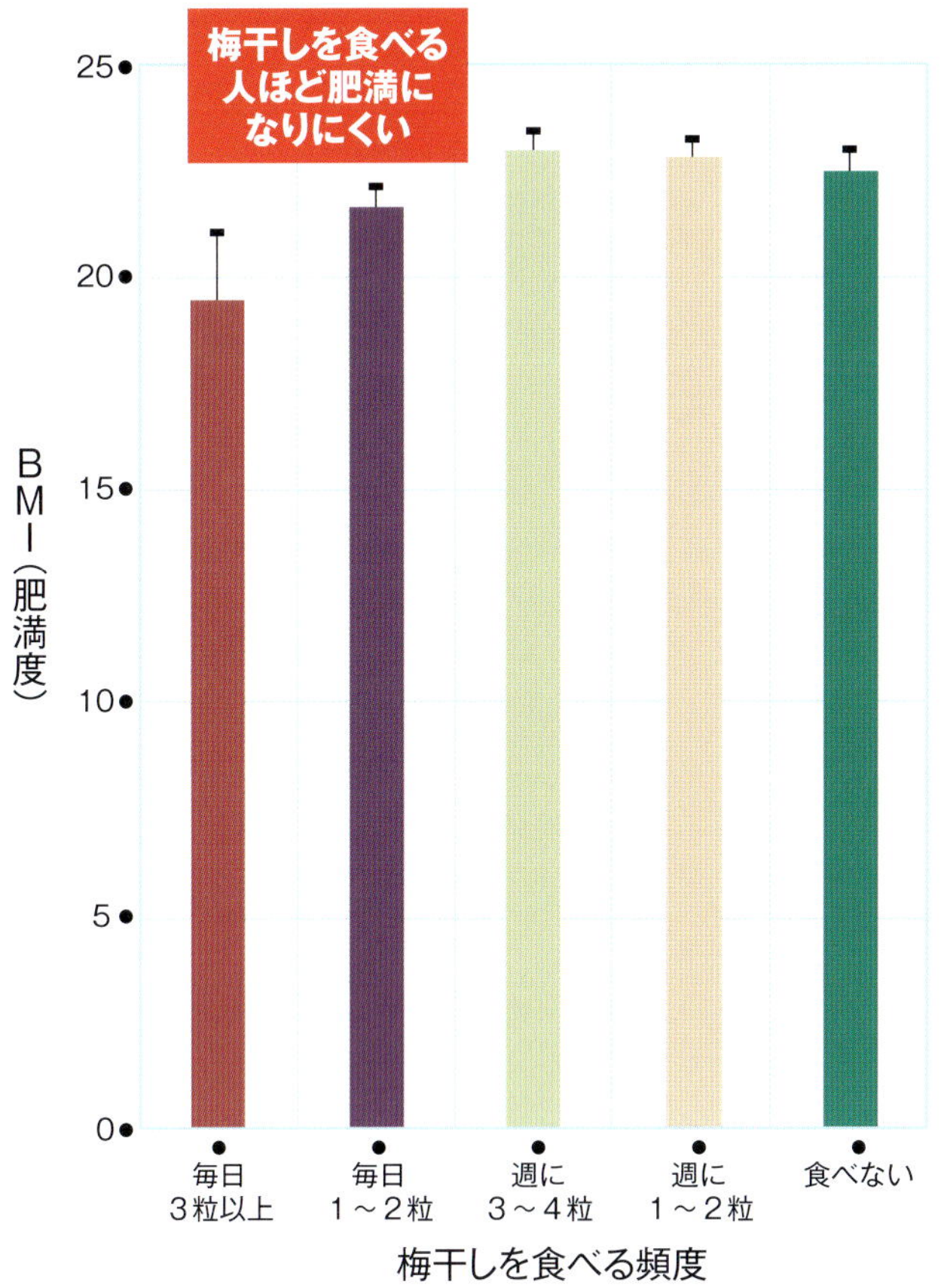

（出典:「日本未病学会雑誌 21（2）162-166（2015）」をもとに作成）

次に肥満ではないラットで同様の実験を行いました。すると、梅肉エキスを与えた群の中性脂肪値はやや低下したものの、与えなかった群と比べても、大きな変化は見られませんでした。

これらの結果から、梅干しは体内の中性脂肪が多い場合は脂肪の蓄積を抑え、健常な場合は必要以上に脂肪を落とさないことがわかったのです。

梅干しを加熱することでクエン酸に糖分が結合し、「ムメフラール」という物質が生成されます。

ムメフラールには血液をサラサラにする作用があり、末梢《まっしょう》血管に至るまで血流を促進。体が温まり、代謝も上がることで、ダイエット効果を高めることが期待できます。**ダイエット効果を望むなら、梅干しを加熱した「焼き梅干し」がおすすめです。**

胃の不調

過度の飲酒による胃の炎症を防ぐばかりか、胃潰瘍の原因となるピロリ菌の働きを抑えつけて胃の調子を整える

和歌山県みなべ町では、お酒を飲むときに梅干しを食べると、次の日は調子がよいといわれています。焼酎《しょうちゅう》に梅干しを入れて飲む人もたくさんいます。

お酒を飲みすぎた翌日、胃のむかつきや吐きけといった二日酔いの経験がある人も多いでしょう。アルコールで胃の粘膜が荒れて炎症を起こし、ひどくなると、胃炎や胃潰瘍《いかいよう》を引き起こすこともあります。

お酒を飲みすぎないに越したことはありませんが、みなべ町に言い伝えがあることから、私は梅干しにアルコールによる胃炎や胃潰瘍を予防する効果があるのではないかと考えました。

アルコールが原因の胃潰瘍を防いだ

そこで、私たちの研究グループはラットを使って、次のような実験を行いました。ラットにアルコールを投与すると、胃の粘膜に炎症が起こり、胃潰瘍を発症します。そこで、ラットにアルコールを投与する前後に、梅干しから抽出した梅肉エキスを与えてみたのです。

その結果、**梅肉エキスを与えた後にアルコールを投与した場合、人間の胃に相当する腺胃部《せんいぶ》に胃潰瘍は全く見られませんでした。また、アルコールを投与した後に梅肉エキスを与えた場合も、胃潰瘍は起こりませんでした。**

この実験により、梅肉エキスをラットに与えることで、アルコールによる胃潰瘍を確実に予防・改善できることがわかったのです。

ラットの実験結果を、そのまま人間に当てはめることはできませんが、**梅干しに含まれる成分が、胃の粘膜をアルコールから保護し、炎症を抑えたことが推察できます。**お酒を飲むとき

梅のヘリコバクター・ピロリ菌に対する効果

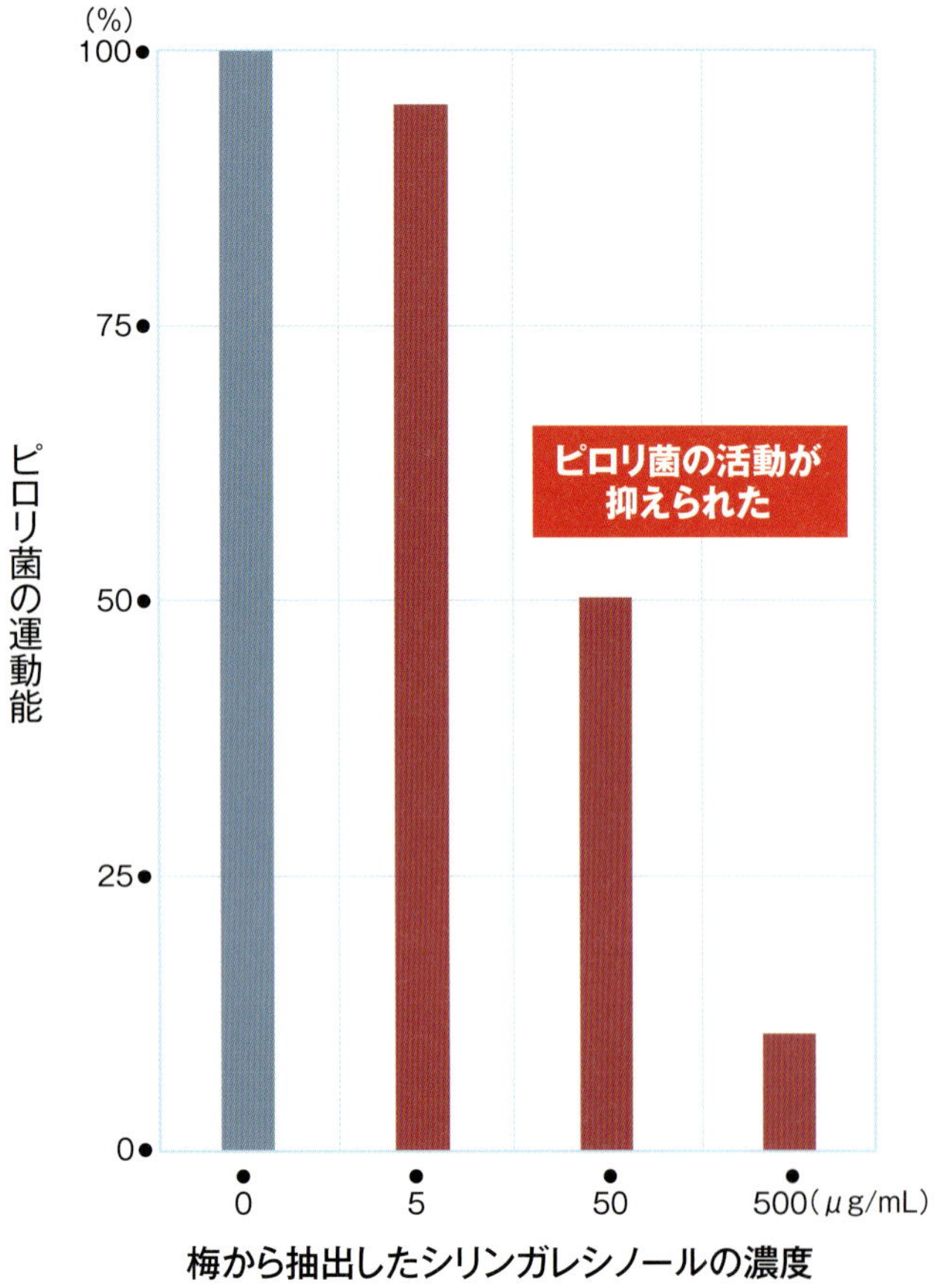

(出典:「Biol. Pharm. Bull. 29(1) 172-173(2006)」をもとに作成)

に梅干しを食べると、胃が守られ、二日酔いの防止になるという、みなべ町の言い伝えは、やはり正しかったようです。

胃の不調を招くピロリ菌が死滅した

過度の飲酒のほか、胃炎や胃潰瘍は胃の粘膜に生息しているヘリコバクター・ピロリ菌（以下、ピロリ菌）が大きな原因となります。ヘリコとは「らせん」「旋回」という意味で、ヘリコプターのヘリコと同じ意味です。ピロリ菌は数本の鞭毛《べんもう》（細胞の表面にある糸状の突起）をヘリコプターのプロペラのように回転させながら高速で移動します。

胃の中は強い酸性を示す胃酸が分泌《ぶんぴつ》されているため、以前は生息できる細菌はいないと考えられていました。しかし、1979年に胃の出口である幽門部《ゆうもんぶ》でピロリ菌が生息していることが発見されました。ピロリ菌が強い酸性の胃の中で生息できるのは、自らウレアーゼという酵素を出し、自分のまわりにアルカリ性のアンモニアを作り出すことで、胃酸を中和しているからです。

ピロリ菌は胃炎や胃潰瘍を引き起こしますが、それはピロリ菌の動きに起因します。ピロリ菌は鞭毛を高速で回転させ、胃の中をドリルのように進みます。その際、胃の粘膜や壁を傷つけてしまいます。その結果、胃がダメージを受けて炎症を起こし、胃炎や胃潰瘍の一因となります。

対策としては、ピロリ菌を除菌するか、活動を低下させることに尽きます。梅干しは「毒消しに功あり」ともいわれます。私は、梅干しの中にピロリ菌の活動を低下させる成分があるのではないかと考え、探してみることにしました。

早速、ピロリ菌に梅の果実を加えてみたところ、ピロリ菌は動かなくなったのです。次に、梅干しのどのような成分がピロリ菌の動きを抑えたのかを調べたところ、梅リグナンの一種「シリンガレシノール」であることがわかりました。

梅リグナンは、梅に含まれているポリフェノールの一種です。梅リグナンにはいくつかの種類があり、その中の**シリンガレシノールはピロリ菌の活発な動きを抑えつけました。**

そして梅は、ピロリ菌を死滅させる機能を持っています。ピロリ菌が動けなくなれば、胃にダメージを与えることもありません。

私たちの実験では、梅干し1粒でピロリ菌をほとんど死滅させることが確認できました。日本人の50歳以上の60～70％がピロリ菌に感染しているといわれています。ピロリ菌による胃炎・胃潰瘍を防ぐためにも梅干しはとても有効です。

梅の栄養成分

シリンガレシノール

梅のほか、シナモンなどに含まれている。大粒の梅干し1粒には約10μgのシリンガレシノールが含有されている。胃に障害を及ぼすヘリコバクター･ピロリ菌の運動能力を阻害するほか、全身に張りめぐらされている毛細血管の働きを安定させる作用がある。

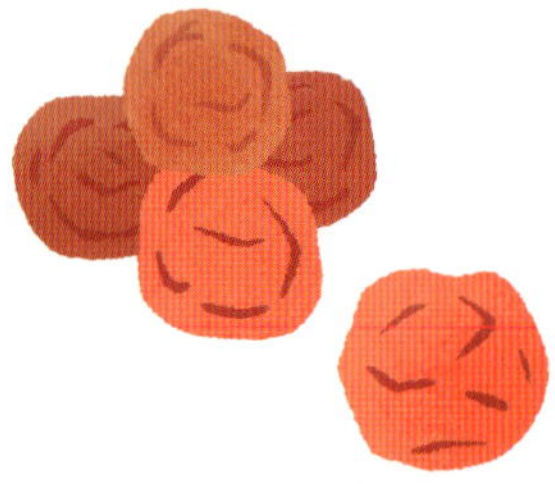

疲れ・夏バテ

梅干しのすっぱさの主成分「クエン酸」の働きで疲労感の軽減効果が抜群！　熱中症を防ぐ塩分補給にも最適

梅干しが疲労感の軽減に役立つことをご存じの人も多いでしょう。その効果の主役となるのが「クエン酸」です。

クエン酸は梅干しの酸味の主成分です。クエン酸にはさまざまな働きがありますが、最も知られているのが、疲労感の軽減効果です。

クエン酸は、私たちの体にもともと備わっている「クエン酸回路」を外因的にサポートする成分です。私たちが食事から摂取した糖質・たんぱく質・脂質といった3大栄養素は、体内でエネルギーに変換されます。この変換作業を担っているのが、クエン酸回路と呼ばれる、エネルギーを作り出すしくみです。

エネルギーが作られ疲れにくい体に一変

クエン酸は、クエン酸回路の中で8つの酸に変化していき、その過程でエネルギーが作り出されます。梅干しなどからクエン酸をたくさんとると、クエン酸回路が外因的にサポートされて、エネルギーがどんどん生み出されるため、疲労感の軽減が期待できるのです。

梅干しは熱中症や夏バテを防ぐ効果も期待できます。

近年、地球の温暖化による影響か、夏場は猛暑が続き、熱中症で救急搬送される人が増えてきました。総務省の報告によると、2024年5～9月の全国における熱中症で救急搬送され

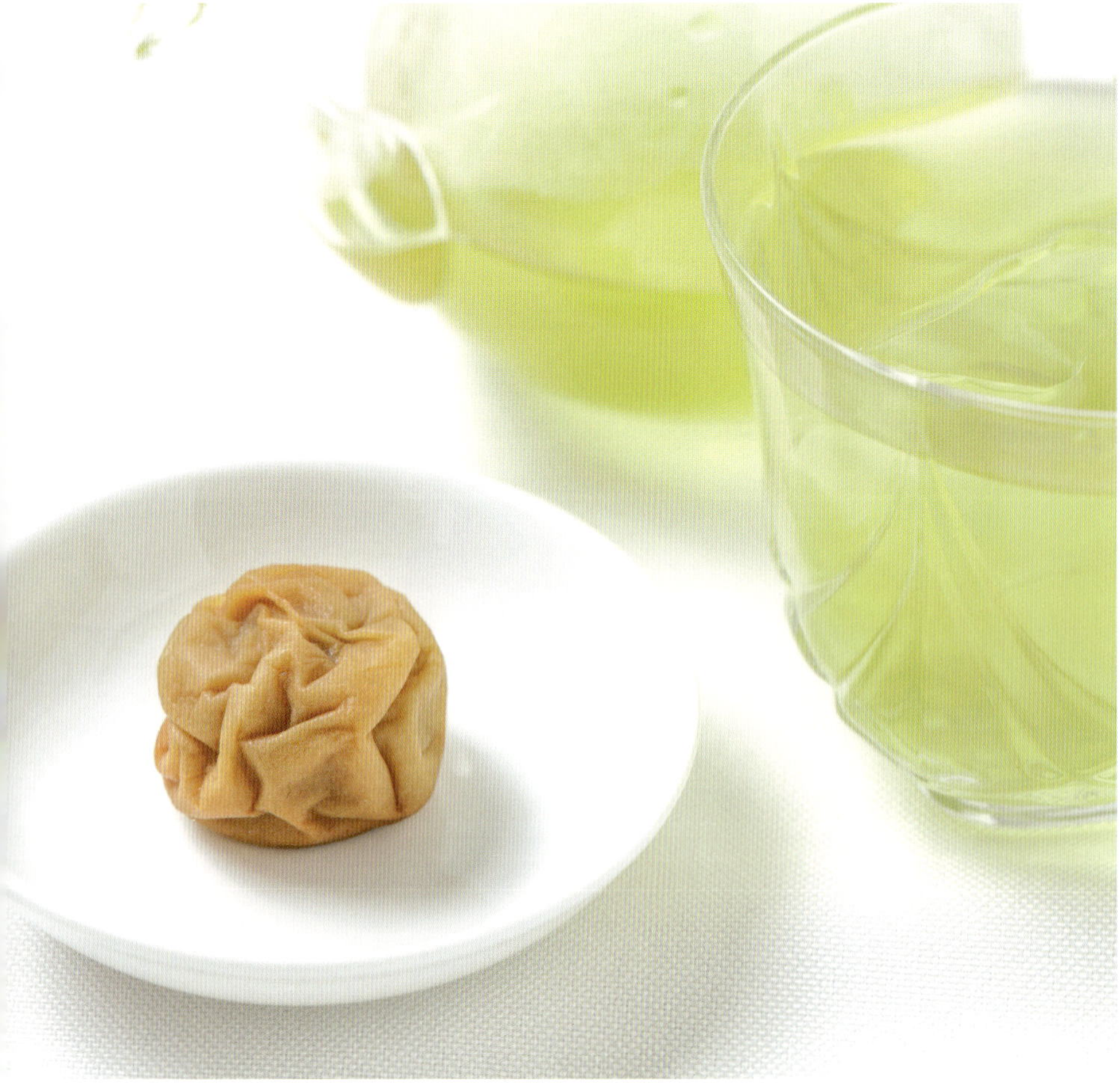

た人は9万7578人。2008年の調査開始以降、最も多い人数を記録しました。

熱中症は、高温多湿な環境に長時間いることによって体温を調節する機能がうまく働かなくなり、体内に熱がこもった状態のこと。屋外だけでなく、室内で何もしていないときでも熱中症になることがあります。主に初夏から盛夏にかけて発症しやすく、環境の変化に体が対応できないことが大きな原因です。

暑さや湿気で体温が上がると、汗をかくことで体内の熱を外に逃します。ところが、**大量に汗をかくと、体内の水分が失われて脱水症状を起こし、めまいや顔のほてり、筋肉のけいれんやだるさ、嘔吐《おうと》といった、熱中症の症状が現れます。**

汗をかいたら外出中であれば、まず涼しい場所に移動しましょう。屋内であれば、窓を開けたり、エアコンをつけたりしてください。それに加え、水分補給も忘れてはいけません。水分補給で大事なことは水だけでなく、適度な塩分もとることです。

熱中症対策には 水分＋梅干しの塩分

高温多湿の屋内外で長時間の運動や労働などで汗を大量にかくと、体内の水分とともに塩分などのミネラルも奪われてしまいます。その状態で水分だけを補給すると、血液中の塩分・ミネラル濃度（体内における塩分やミネラルの割合）が低下して、熱中症を起こしやすくなるのです。

熱中症が疑われるときは、水分だけを補給するのではなく、塩分も一緒に補給することが肝心です。その際、役に立つのが梅干しです。

私たちはマウスを使って次のような実験をしました。マウスを3群に分け、それぞれ「水」「水＋塩」「水＋梅干し」を与え、37℃の環境下で、活動量の違いを見てみました。

その結果、最初から40分間は「水＋梅干し」のマウスが最も活発に動いていました。40分以降は「水」「水＋塩」と同様に活動量は低下しましたが、3群すべてのマウスを室温に戻したところ、活動量が最も早く復活したのは「水＋梅干し」のマウスだったのです。

夏バテや熱中症を予防するためにも、気温の高い日に外出するときはお茶や水を入れた水筒と、パック入りの梅干しを持ち歩き、一緒にとるようにしましょう。

のどが渇いたと感じる前に、マメに摂取するようにしましょう。もちろん、室内でも水分と塩分の補給を忘れないようにしてください。

梅の栄養成分

クエン酸

梅干しの特徴的なすっぱさの理由が、酸味の主成分であるクエン酸。梅干し1粒あたり約0.3gのクエン酸が含まれる。梅にはリンゴ酸やコハク酸も含有され、夏バテ予防につながる疲労感改善効果をもたらす。クエン酸は美肌作用や免疫力アップ効果も期待できる。

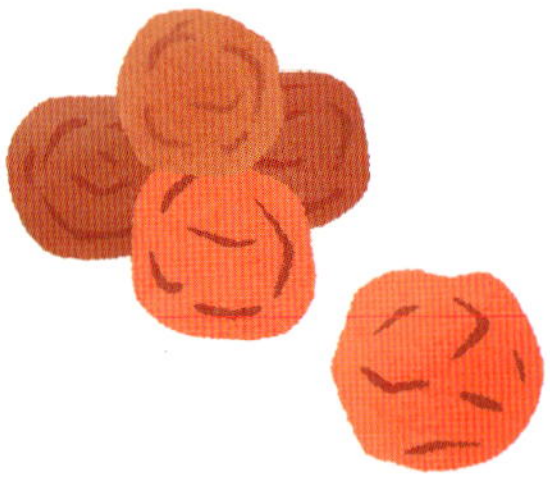

骨密度

梅干しを食べる人ほど骨密度が高いと判明！骨を作る細胞が活性化しカルシウムの吸収力も高まる

年を重ねるとともに、骨密度は低下する傾向にあります。高齢者はちょっとした転倒でも骨折につながることがあります。特に太ももの付け根の骨を骨折すると、立つことも歩くこともできなくなって要介護や寝たきりになる危険も高まってしまいます。

人間の体は206個の骨の組み合わせで支えられており、骨はまさに体の土台といえる存在です。その骨の健康を脅かすのが骨粗鬆症《こつそしょうしょう》です。**骨粗鬆症は、加齢のほか長年の生活習慣などが原因で骨密度が低下し、骨がスカスカになって骨折のリスクが高まる病気です。**

健康な背骨の内部は海綿のような構造で、多くの板状の骨（骨《こつ》梁《りょう》）が壁を作るように縦横に連結し、弾力性を保ちながら強度を保っています。ところが、骨粗鬆症になると、骨梁が細くなって切れてしまったり、数が減ったりして強度が低下し、骨折しやすくなるのです。

週1〜2粒の梅干しで骨密度がアップ

骨はほかの細胞と同じように、常に新陳代謝をくり返しています。古くなった骨は破骨《はこつ》細胞によって壊され（骨吸収）、骨芽《こつが》細胞によって新しい骨が生み出されます（骨形成）。**骨吸収と骨形成が絶えずくり返されて新陳代謝が行われることで、骨は生まれ変わり、強さやしなやかさを維持しているのです。**

骨粗鬆症は自覚症状がほとんどなく、自分では気づきにくい病気です。骨折して初めて、骨粗鬆症だったと診断されるケースも決して少なくありません。

定期的に骨密度を測定するとともに、日ごろから自分でチェックすることも大切です。姿勢が悪くなって、腰や背中が曲がってきたのは骨粗鬆症の1つのサインです。若いころに比べて身長が3チセン以上縮んだ場合や、重いものを持つと腰や背中に痛みが出るといった場合も、骨粗

梅の栄養成分

ミネラル

梅には、カルシウムのほか、鉄やマグネシウム、亜鉛、ナトリウム、カリウムなどのミネラルが含まれている。ミカンやリンゴ、ブドウなど他の果実よりもミネラルの含有量が多く、カルシウムはリンゴの4倍、鉄は6倍も多い。

鬆症を疑ってください。

骨粗鬆症で最も怖いのは、太ももの骨を骨折することによって寝たきりになることです。

２０１９年の「国民生活基礎調査」を見ても、要介護になる主な原因として「骨折・転倒」は12％を占め、認知症、脳血管疾患に次ぐ第３位となっています。

私たちの研究グループは、和歌山県に住む男性（61～81歳）を対象に、骨密度に関する疫学調査を実施しました。その結果、**梅干しを全く食べない人は骨密度の平均が基準値よりも低い68・3％と判明。一方、週１～２粒の梅干しを食べる人の骨密度の平均は83・2％と、大きく上回っていることがわかったのです。**

この理由を確かめるため、培《ばい》養《よう》細胞を使って実験を行いました。すると、**梅の果汁から作られた梅肉エキスが、骨を作る骨芽細胞を活性化させることが確認できました。**

クエン酸でミネラルの吸収力がアップ

骨粗鬆症対策としてよく挙げられるのが、カルシウムの摂取です。カルシウムは骨の主要な構成成分で、日本人のすべての世代で不足しがちな栄養素として挙げられています。

カルシウムは牛乳やヨーグルト、チーズなどの乳製品のほか、豆腐や納豆などの大豆製品、ヒジキやワカメ、ノリなどの海藻類、コマツナやチンゲンサイなどの野菜に多く含まれています。

梅干しの摂取頻度と骨密度の関係

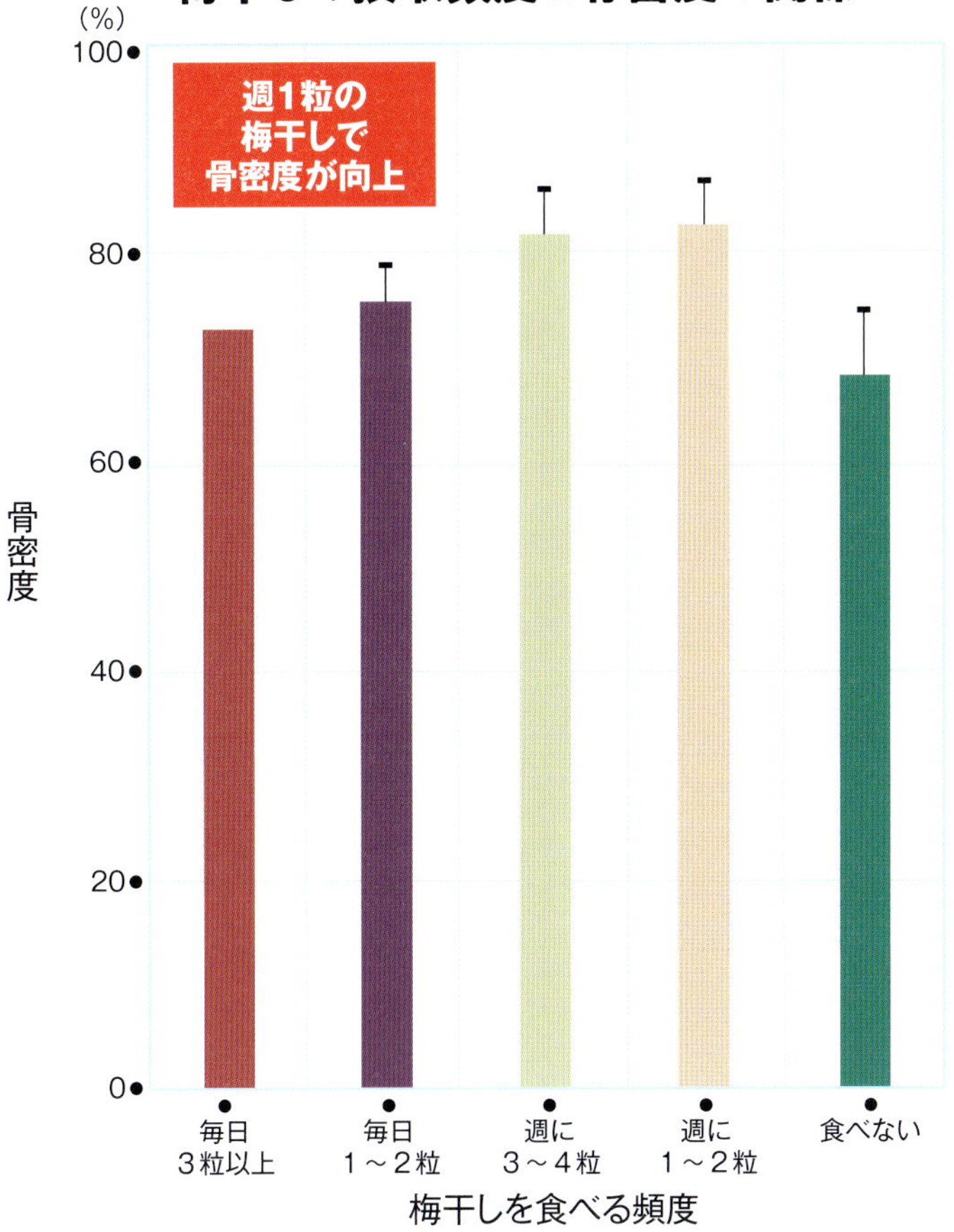

（出典:「日本未病学会雑誌 21（2）162-166（2015）」をもとに作成）

また、骨ごと食べられる小魚もおすすめです。

ただ、カルシウムは吸収率がそれほど高くありません。カルシウムは主に小腸で吸収されますが、吸収率は成人で25～30％ほど。さらに年を取るとともに低下します。

そこで活用してほしいのが、梅干しです。**クエン酸には、カルシウムを溶けやすい形に変える「キレート作用」があります。**キレートという言葉は、ギリシャ語で「カニのはさみ」という意味。**クエン酸は、カニのはさみのようにカルシウムなどのミネラルを包み込み、溶けやすい形に変えて、吸収力を高めてくれるのです。**

骨粗鬆症を防ぐためにも、カルシウムを多く含む食品といっしょに梅干しを積極的にとるようにしましょう。

美肌

皮膚の老化を加速させる酵素の働きを抑えて肌の酸化も防ぎ美肌を実現！

顔のシミ・シワ・たるみを防ぐ

ある化粧品メーカーが毎年開催している「ニッポン美肌県グランプリ2018」で、**梅の産地である和歌山県は「シワができにくい」部門で1位、「くすみがない」部門で2位を獲得しました。**

最近の研究で、梅干しに皮膚の老化を予防する効果が期待できることがわかりました。

私たちの皮膚は、表皮と真皮から構成されています。表皮の内側にある真皮は肌の構造の大部分を占めており、皮膚の弾力性やハリを保つ役割を担っています。いわば、肌（皮膚）の本体といえるのが真皮です。

その真皮は、コラーゲンという線維状のたんぱく質が大部分を占めています。シワやたるみ、シミ、くすみなどの皮膚の老化現象は、真皮の主要成分であるコラーゲンの減少や変性によるものが多いと考えられています。

つまり、**皮膚の弾力性やハリを保つには、コラーゲンの減少を抑えることがとても重要です。**

コラーゲンの減少を抑え肌の老化を予防

コラーゲンはたんぱく質の一種です。私たちの体を構成するたんぱく質は、古いものが壊されて新しいものが作られるという代謝をくり返しています。もちろん、コラーゲンも同様です。

骨格や筋肉が作られていく成長期には、コラーゲンはどんどん増えていきます。しかし、早くも20代に入ると代謝のスピードは落ちていき、コラーゲンの量は減少してしまいます。

コラーゲンの分解は、「コラ

梅エキスの美肌に対する効果

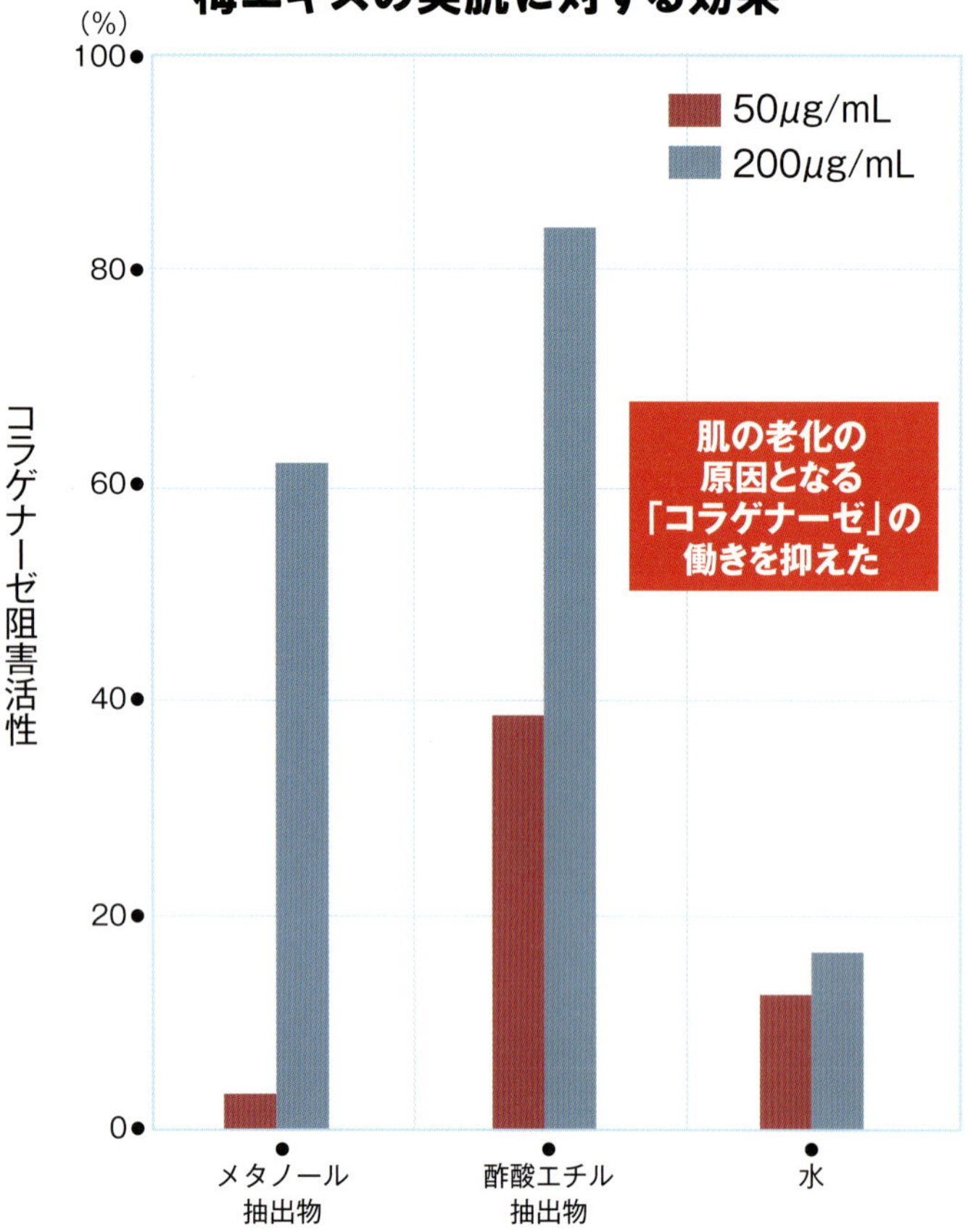

※いずれも梅干し果肉から調整したもの

（出典：「特許2021-033896 コラゲナーゼ阻害剤」をもとに作成）

ゲナーゼ」というコラーゲン分解酵素によって引き起こされます。加齢や紫外線を浴びることでコラゲナーゼの活性は高まり、コラーゲンの破壊が促進されます。皮膚のコラーゲンが減少すると、皮膚の構造を維持することが困難になり、シワやたるみ、シミ、くすみなどの肌の老化現象が起こるようになるのです。

　したがって、コラゲナーゼの作用を抑えることは、皮膚の老化防止のための有効な手段となります。

　私たちの研究グループは、梅の美肌作用を確かめるため、梅干しから抽出した梅エキスのコラゲナーゼに対する働きについて、実験を行いました。

　その結果、梅に含まれる「トランスクマル酸」が、コラゲナーゼの働きを阻害することがわかったのです。トランスクマル酸は、ポリフェノールの一種。

　さらに梅エキスには、トランスクマル酸とよく似た物質も含まれ、美肌に対する相乗効果が期待できることも確かめました。

　コラゲナーゼの活性を阻害できれば、シワやたるみ、シミ、くすみといった皮膚の老化現象を抑える効果が期待できます。**梅干しの健康効果は多岐にわたりますが、美肌の味方となる食品であることも判明したのです。**

　また、肌に悪影響を及ぼすものとして、活性酸素の存在も知られています。活性酸素は本来、細菌やウイルスなどの外敵を撃退してくれますが、体内で過剰に増えると細胞を酸化させるなどして、老化や生活習慣病などを引き起こします。

梅の栄養成分

トランスクマル酸（trans-クマル酸）

梅に含まれるポリフェノールの一種。シミやシワ、たるみの原因の1つがコラーゲンの減少で、コラーゲンを分解する酵素「コラゲナーゼ」の増加が要因とされる。トランスクマル酸は、コラゲナーゼを阻害する物質であることがわかった。

梅の抗酸化力で肌のトラブルを撃退

　肌の細胞が活性酸素の害を受けると、正常な働きが失われ、シワやたるみ、シミ、くすみといった肌のトラブルが起こりやすくなってしまうのです。

　活性酸素は紫外線や喫煙、大気汚染、食品添加物、ストレスなどが原因で発生します。体内には活性酸素による害を抑えるSOD（スーパーオキシド・ディスムターゼ）という酵素が備わっていますが、加齢とともに減少していきます。

　そこで、活性酸素の害を抑える抗酸化食品を摂取することが大切です。**梅干しに含まれるポリフェノールの一種である梅リグナンは、強い抗酸化力を備えています。**また、緑黄色野菜などに含有されるポリフェノールやビタミン類、トマトやサケの赤い色素のアスタキサンチンなども抗酸化力が強い食品として知られています。

　梅干しをはじめとする抗酸化食品を摂取して、活性酸素の害から肌を守りましょう。

アレルギー

梅干しを毎日1粒食べる人はアレルギーになりにくいと判明!

花粉症を引き起こすヒスタミンの放出を阻止

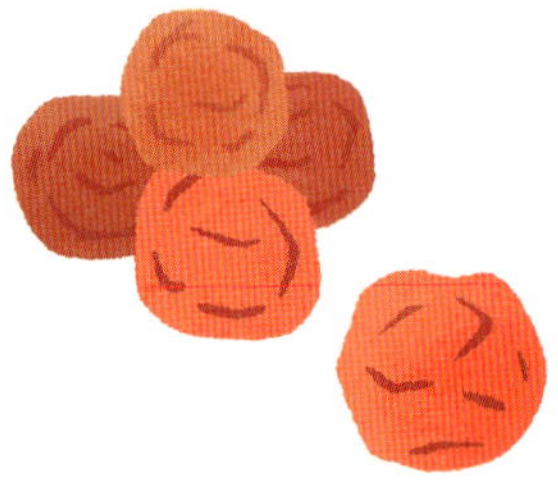

「梅干しを食べているとアレルギー症状が出にくい」「梅をエサに混ぜるとペットのアレルギー症状が改善した」

和歌山県の有名な梅の栽培地である紀南《きなん》地域では、こんな声がよく聞かれます。

私たちの研究グループは、梅にアレルギー症状を抑える「抗アレルギー作用」があるのではないかと考えました。花粉症などアレルギーが原因となる病気はたくさんあり、今や国民病の1つといっても過言ではありません。

アレルギーを簡単に説明すると、体を守る免疫機能によって、全身または体の一部に異常が起こる現象のことです。

私たちの体には、細菌やウイルスなどの異物から身を守る免疫という防御システムが備わっています。この免疫が、ある特定の異物に対して過剰に反応し、くしゃみや発疹《ほっしん》、かゆみなどの症状が引き起こされることをアレルギー反応といいます。

アレルギー症状の原因物質がヒスタミン

アレルギーの原因物質は、アレルゲン(抗原)と呼ばれています。私たちの周囲には花粉やハウスダスト、食物など多くのアレルゲンが存在します。

アレルゲンが体内に入ると、これを排除しようと免疫機能が働き、ＩｇＥ抗体という物質が作られます。ＩｇＥ抗体は、皮膚や粘膜などにあるマスト細胞(肥満細胞)の表面にアンテナのように張り巡らせます。

その後、再びアレルゲンが侵入し、ＩｇＥ抗体のアンテナに引っかかって結合されます。すると、**マスト細胞の中にあるヒスタミンなどの化学物質が一気に放出され、かゆみなどのアレルギー症状が現れてくるのです。**

アレルギー症状の重篤なものは、アナフィラキシーと呼ばれています。アナフィラキシーは「アレルゲンなどの侵入により、

梅の栄養成分

シリンガ酸

梅に含まれるポリフェノールの一種。梅のほか、オリーブやブドウ、カボチャなどの野菜や果物に含有されている。抗酸化作用や抗菌作用、抗炎症作用などがある。シリンガ酸のほか、バニリン、リオニレシノール、プロトカテクアルデヒド、p-クマル酸の5つの成分が、アレルギーの予防に関与している。

複数の臓器に全身性にアレルギー症状が現れて、生命に危機を与え得る過敏反応」と定義されています。

アナフィキラシーの症状はさまざまですが、最も多いのは全身に及ぶじんましん、発疹、かゆみなどの皮膚の症状です。急激な血圧低下や意識障害を伴う場合はアナフィラキシーショックと呼ばれ、一刻も早く医療機関で治療を受けないと命にかかわる事態を招くこともあります。

決して侮ることができないアレルギーですが、私たちが行った研究で梅干しにアレルギーを抑える働きのあることが判明しました。

私たちの研究グループは紀南地域の住民に、梅干しを食べる頻度とアレルギー症状の関連について、アンケート調査を実施しました。

563人（男性288人、女性275人）の回答を分析した結果、**特に女性において、梅干しを「毎日1粒以上食べる」という人は「週に2粒以下」または「食べない」と回答した人に比べ、アレルギー症状を持つ割合が低いことがわかったのです。**

バニリンなど5つの成分が花粉症を防ぐ

この結果から、梅干しの摂取がアレルギー症状の発症を抑える可能性があると考えられます。では、梅干しはどのようにして抗アレルギー作用を発揮しているのでしょうか。

私たちは花粉症と同じメカニズムのアレルギー症状を起こすマウスを用いて実験しました。**梅干しの抽出エキスをマウスに経口投与したところ、アレルギー反応が抑えられたのです。花粉症の原因物質であるヒスタミンが、マスト細胞から放出されるのを抑えたことも突き止めました。**

次に、マスト細胞からのヒスタミンの放出を抑制する成分を調べました。**その結果、バニリンやシリンガ酸、リオニレシノールなど、梅干しに含まれている5つの成分が関与していることを突き止めました。**

梅干しを食べることで、花粉症などアレルギー症状の予防・改善につながることが示唆されたのです。この研究成果は、英国のオンライン科学誌「サイエンティフィック・リポーツ」に掲載され話題を集めました。

梅干しの摂取頻度とアレルギーの関係

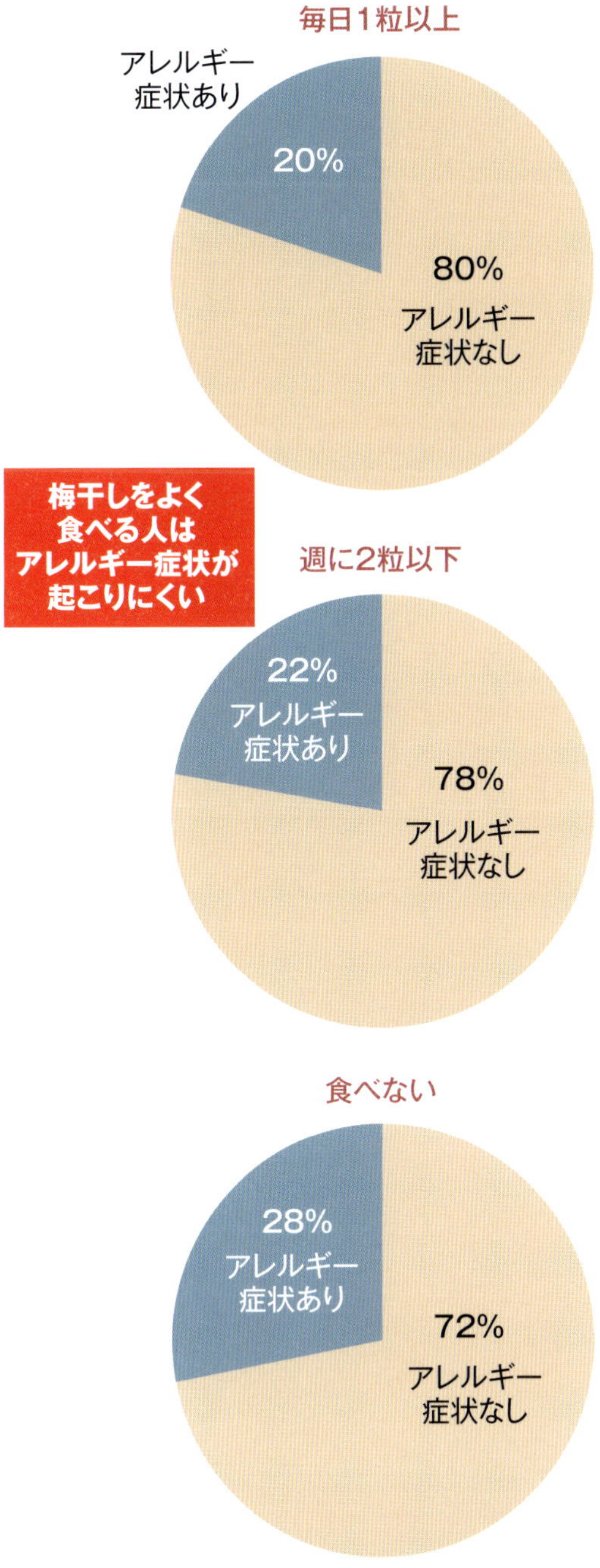

（出典:「Scientific Reports 8:11638（2018）」をもとに作成）

頭痛

梅干しの香りをかぐと神経がリラックスして痛みを軽減！梅の香り成分「ベンズアルデヒド」が頭痛や歯痛を鎮める

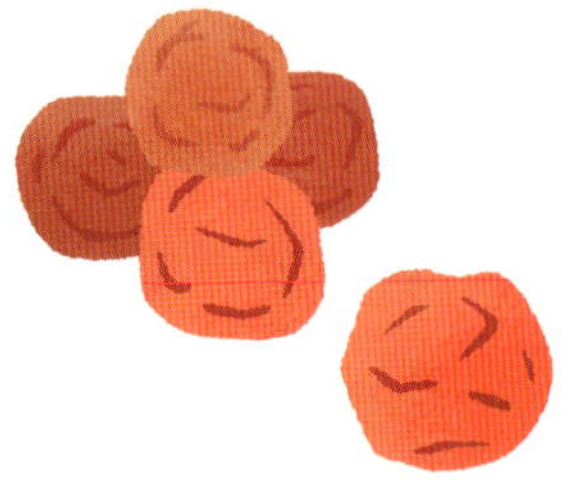

「こめかみに梅干しを貼ると頭痛が治る」

梅干しにまつわる有名な言い伝えとしてご存じの人も多いでしょう。こめかみに梅干しを貼って頭痛を治すという民間療法は、中世から江戸時代まで広く行われていました。

頭痛は主に片頭痛、緊張型頭痛、群発頭痛の3つが挙げられます。

片頭痛は頭の片側、または両側のこめかみのあたりに、ズキンズキンと脈を打つような痛みが特徴です。睡眠不足や天候の変化、ストレスなどの要因が引き金となって起こります。

緊張型頭痛は、頭を両側から締めつけられるような痛みが生じます。身体的・精神的ストレスが関係していると考えられています。

群発頭痛は数週間から数ヵ月にわたって、ほとんど毎日、15分から3時間ほど、目の奥や側頭部に激しい頭痛が起こるのが特徴です。

アスピリンと同じ作用を持つ成分も含有

いずれのタイプの頭痛にも梅干しで改善が期待できます。こめかみに梅干しを貼ると、頭痛が治まりやすくなるのは、梅干しの香り成分である「ベンズアルデヒド」に痛みを鎮静・軽減する作用があるからだと考えられます。ベンズアルデヒドのにおいをかぐと、神経がリラックスして痛みが和らぐため、頭痛のほか歯の痛み改善にも役立ちます。

もちろん、実際に梅干しをこめかみに貼る必要はなく、香りをかぐだけでいいでしょう。

さらに、**梅干しには鎮痛薬として有名なアスピリンと同じような働きをする「ベンジル・β《ベータ》・D・グルコピラノシド」という成分も含まれ、食べることでも痛みの軽減が期待できます。**

ちょっとした頭痛が起きたら、梅干しの香りをかいだり梅ジュースを飲んだりするといった対策を試してみてください。

梅の栄養成分

ベンズアルデヒド

ベンズアルデヒドは梅のほか、モモやプラム、プルーンなど、さまざまな果実に含まれている芳香成分。甘い香りが特徴。痛みを鎮静・軽減する作用があり、香りをかぐことで頭痛や歯痛の改善に効果があるといわれている。

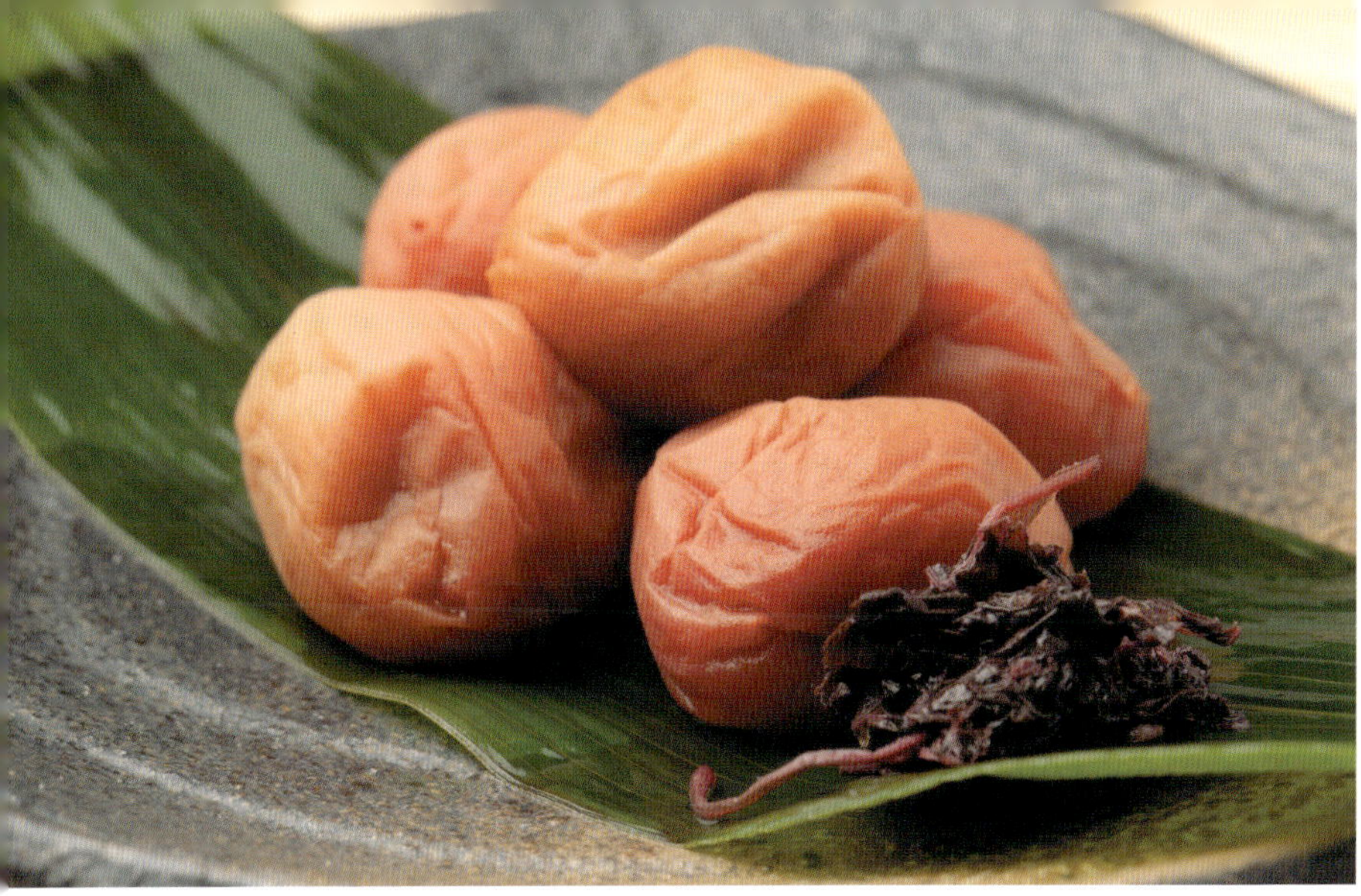

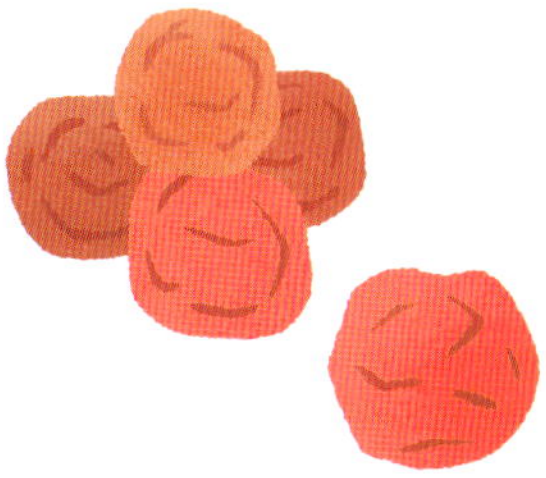

便秘

快腸快便には朝1粒の梅干しが絶好！ 腸の悪玉菌の繁殖を抑えて腸内環境がよくなり便秘も改善

女性の大敵ともいわれる便秘は、年を重ねるにつれて悪化する人が少なくありません。便秘を防ぐため、近年では「腸活」という言葉が広く使われるようになってきました。腸活とは、腸内環境を整えるために、食事に気をつけたり、適度な運動をしたりすることを意味します。

腸内環境は善玉菌、悪玉菌、日和見菌《ひよりみきん》のバランスの取れた状態が理想とされています。善玉菌は体によい働きをし、悪玉菌は体に悪い影響を及ぼすとされます。日和見菌は健康なときはおとなしくしていますが、体が弱ると悪い働きをします。

腸活では善玉菌のエサとなる食物繊維を多く含む海藻類や豆類のほか、善玉菌自体を増やすヨーグルトやチーズなどの乳製品、みそなどの食品を摂取することが推奨されています。

便を送り出す力が高まり便秘を防ぐ

実は、梅干しも便秘を防ぐなど、腸活にふさわしい食品の1つです。

梅干しに含まれているクエン酸やリンゴ酸などの有機酸は整腸作用があり、腸内環境を整える作用があります。腸の状態が良好であれば、便は長くとどまることなく、スムーズに排泄《はいせつ》されます。

しかし、動物性食品のとりすぎや、運動不足・ストレスなどによって、腸内の悪玉菌が増殖して腸内環境はどんどん悪化。その結果、便がうまく排泄されないなどして、便秘にもなりがちです。

梅干しに含まれるクエン酸は腸内で悪玉菌が繁殖するのを抑え、蠕動運動《ぜんどう》（消化管の壁が収縮をくり返して食べ物を押し進めること）を促す作用があります。そのため、便秘を予防したり、改善したりする効果が期待できるのです。

腸の蠕動運動は、朝が最も活発になります。**朝食で梅干し1粒を食べる習慣をつければ、便秘を寄せつけない体になるでしょう。**

食中毒

梅干しは食中毒の原因となる**黄色ブドウ球菌の増殖を抑える**と判明！ **日の丸弁当**は理にかなった弁当

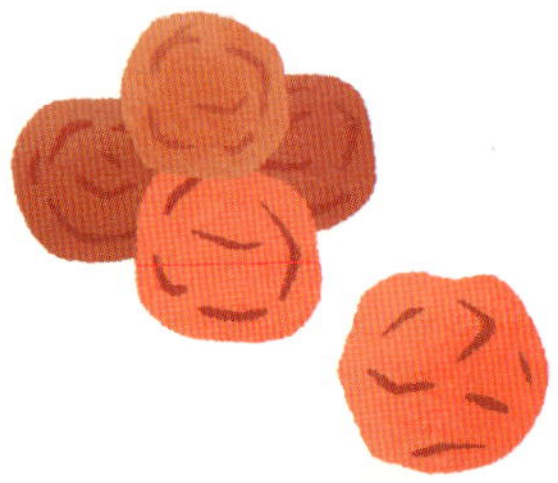

梅や梅干しにまつわる生活の知恵として**「梅干しを入れるとご飯が腐りにくくなる」**と聞いたことがある人もいるかと思います。白米の真ん中に梅干しをのせた日の丸弁当を学校や職場などに持って行った経験は、誰でも一度はあるかと思います。

私が以前勤めていた和歌山県立医科大学附属病院では、毎日多くの手術を行っています。手術は10時間を超えることもあります。そのため、外科医は昼食の弁当を食べるのが夕方や夜中になってしまうことがあります。そのさい、ご飯に梅干しが添えてあれば腐ることなく食べることができるものの、梅干しが入っていないとご飯が納豆のようにネバネバになって食べることができないという話を聞きました。

O-157の増殖も防いだ

そこで私は、梅干しの制菌作用（人体に有害な細菌の増殖を抑える作用）を試験管内で確かめてみることにしたのです。

食中毒菌である黄色ブドウ球菌（MRSA）を入れた2本の試験管を用意し、1本の試験管に梅干しを入れました。

菌が増殖しやすくするため、人間の体温と同じ37℃で一晩温めました。すると梅干しが入っていない試験管は、黄色ブドウ球菌が大量に増殖。一方、**梅干しを入れた試験管は、黄色ブドウ球菌の増殖が抑えられていたことが確認できました。**この結果から、ご飯に梅干しを入れることで、黄色ブドウ球菌の増殖を防ぐ可能性の高いことがわかったのです。

また、同様の実験方法で病原性大腸菌O-157についても調べてみました。**その結果、梅干しはO-157の増殖を防ぐ働きもあることが判明しました。**

梅干しの制菌作用は、梅に含まれるクエン酸の強い殺菌効果によるものと考えられます。食中毒を予防するために、お弁当のご飯に梅干しをのせていた先人の知恵には驚かされるばかりです。

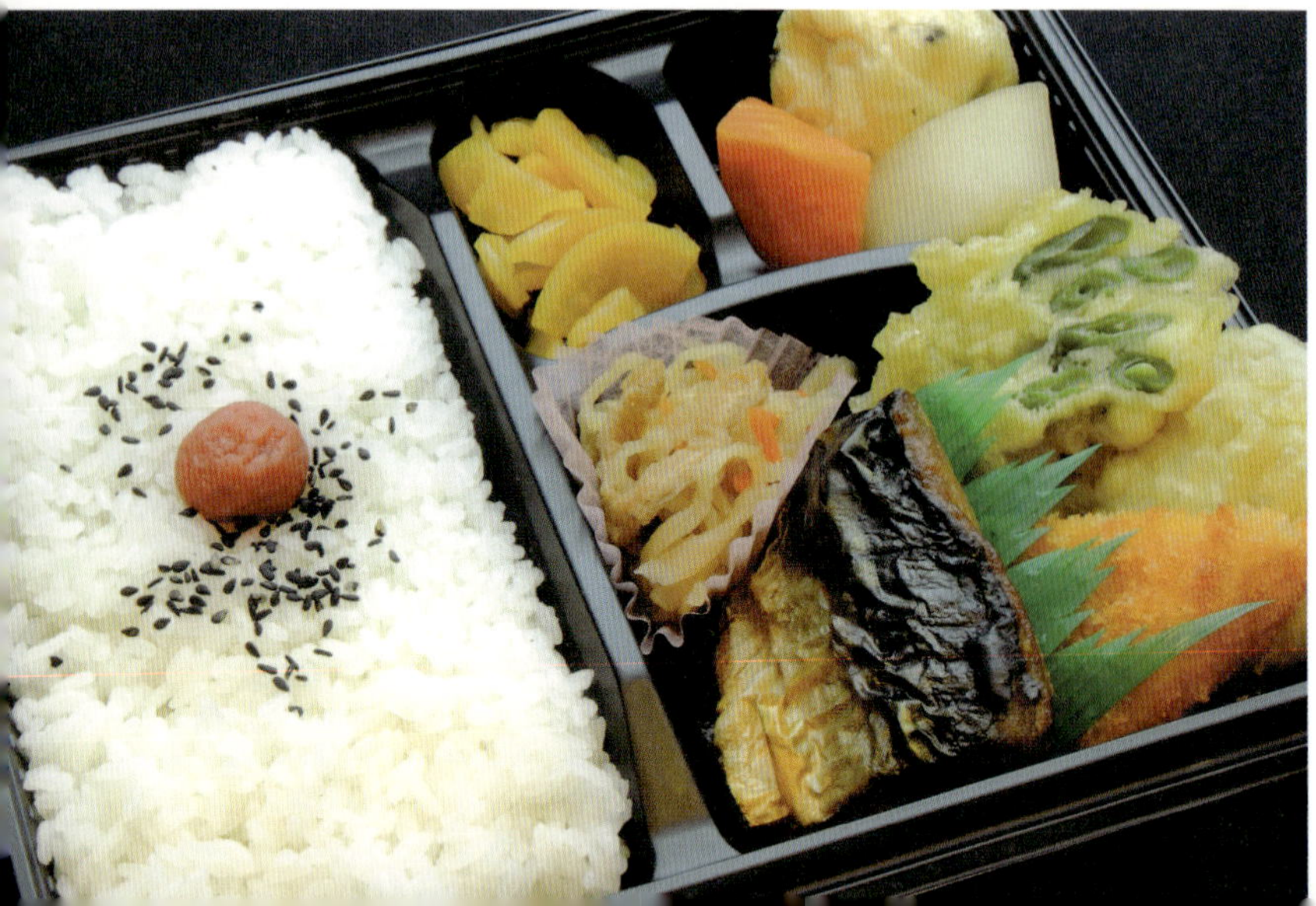

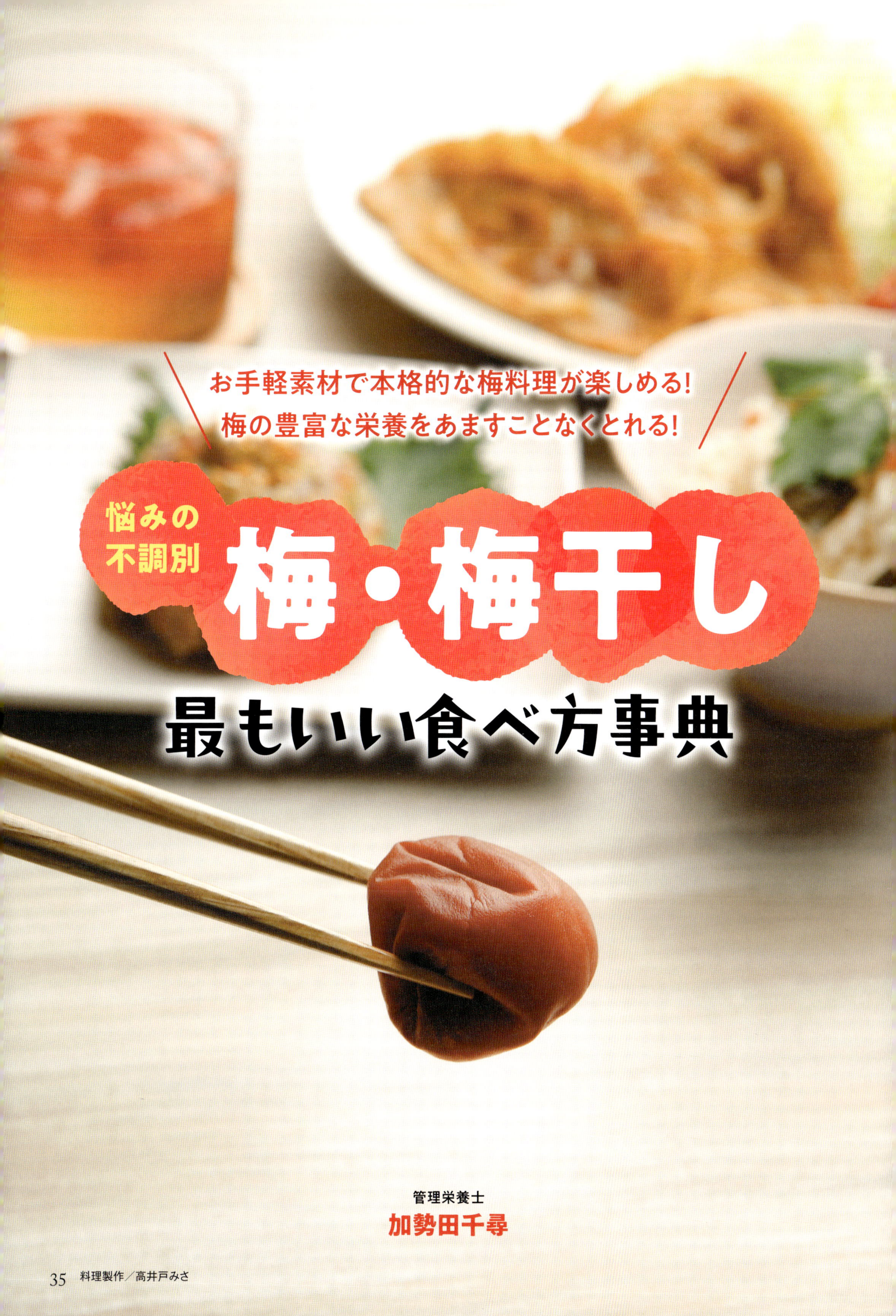

お手軽素材で本格的な梅料理が楽しめる!
梅の豊富な栄養をあますことなくとれる!

悩みの不調別 梅・梅干し 最もいい食べ方事典

管理栄養士
加勢田千尋

 料理製作／高井戸みさ

高血圧対策には

マグロの梅なめろう

材料（2人分）

マグロ　80g
長ネギ（みじん切り）　8cm
ショウガ（みじん切り）　1かけ
シソ　2枚（みじん切り用1枚、飾り用1枚）
減塩梅干し　1粒
みそ　小さじ1
ゴマ　少々

作り方

❶梅干しの種を取る。マグロ、長ネギ、ショウガ、シソ1枚、梅干しの果肉、みそをまな板の上にのせ、包丁でたたくように混ぜ合わせる

❷器に飾り用のシソを敷き、その上に①を盛りつけてゴマをちらす

1人分
エネルギー 68kcal
塩分 0.6g

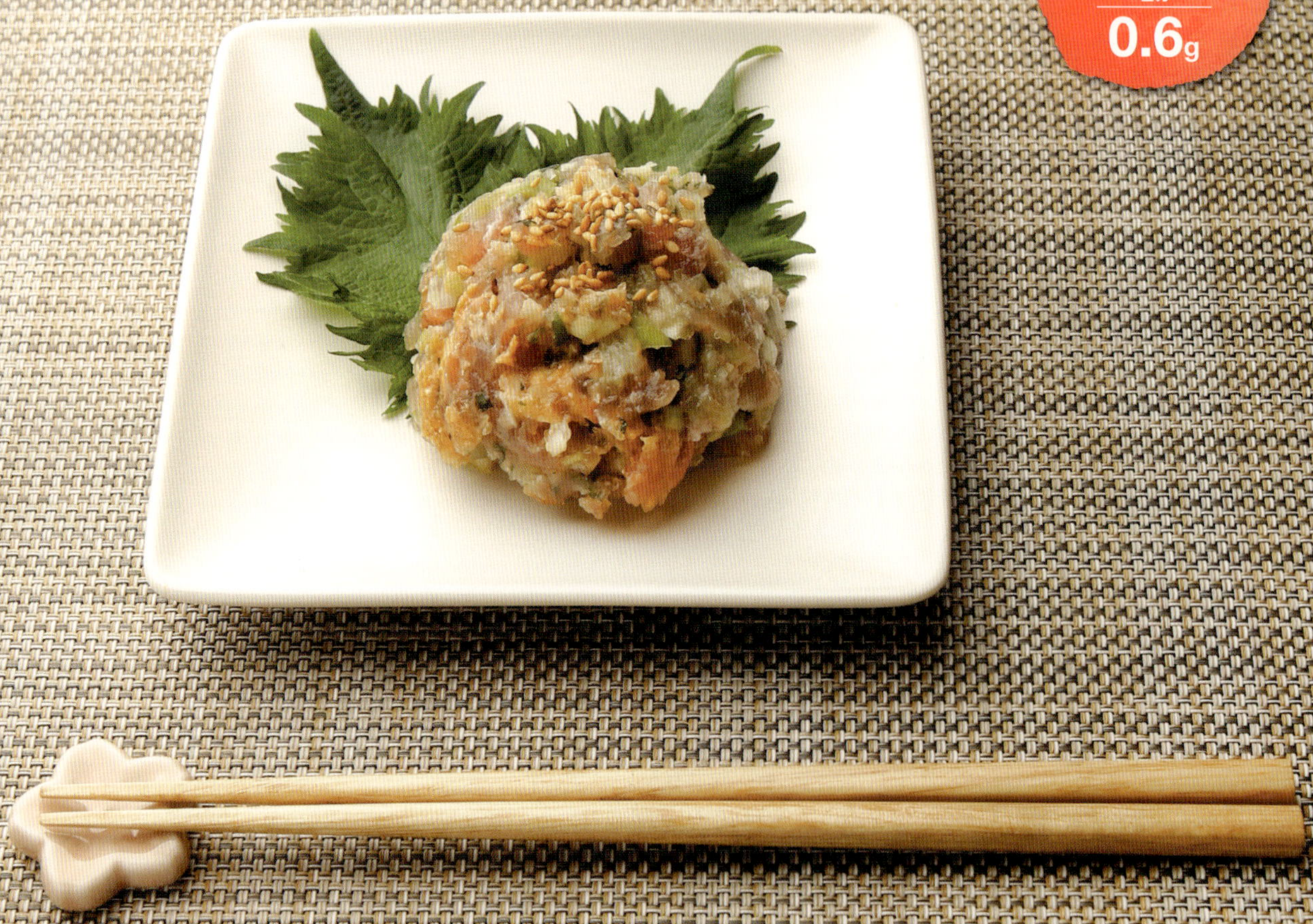

梅ワンポイントアドバイス

梅リグニンの働きに加えて、マグロのペプチドは血圧上昇の引き金となる酵素の働きを抑えます。ネギやシソに豊富なカリウムは塩分を体外に排泄する作用があり、高血圧を予防します。

梅ワンポイントアドバイス

梅には血糖値を上昇させる酵素の作用を抑える成分があり、野菜に含まれる食物繊維とピクルスを作るさいに加える酢には、食後の血糖値の上昇を緩やかにする働きがあります。

高血糖対策には

梅はちみつピクルス

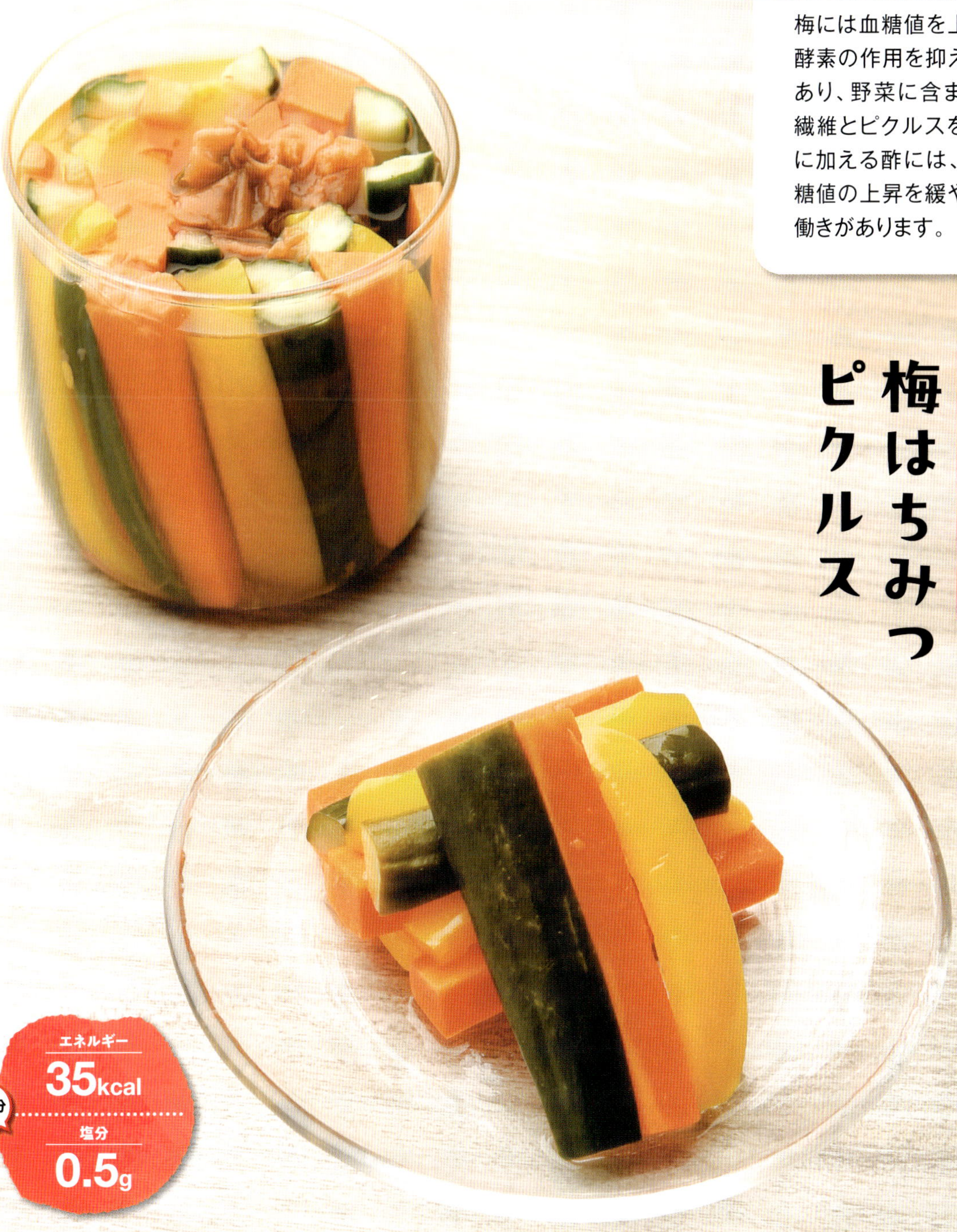

1人分
エネルギー 35kcal
塩分 0.5g

材料(2人分)

- パプリカ　1個
- キュウリ　2本
- ニンジン　1本
- 減塩梅干し　3粒
- 酢　200mL
- 水　150mL
- はちみつ　大さじ1と1／2
- 塩　小さじ2／3

作り方

❶パプリカ、キュウリ、ニンジンをそれぞれ1cmの太さで棒状に切る

❷保存容器に①のパプリカ、キュウリ、ニンジンを入れる

❸梅干しの種を取り、果肉を包丁でたたく

❹なべに梅干し、酢、水、はちみつ、塩を入れて火にかけ、ひと煮立ちさせる

❺②に④を熱いうちにそそぎ、粗熱が取れたら冷蔵庫で一晩冷やす

免疫力アップには

ツナとミツバの梅炊き込みご飯

材料（2人分）

米　2合
減塩梅干し　3粒
ツナ（水煮）　1缶（70g）
ミツバ　1束（別に飾り用のミツバ・適宜）
昆布（10×4cm）　1枚
白だし　大さじ3

作り方

❶米を洗い30分以上、水にひたす
❷梅干しは種を除き細かく刻む
❸炊飯器に①の米、白だしを入れ、水を2合の目盛りより少し少なめに注ぎ、ツナと2cmほどに切ったミツバを入れてかき混ぜる
❹③の上に軽く洗った昆布を置いて炊飯する
❺炊き上がったら全体を混ぜ合わせて器に盛り付け、食べやすい大きさに切った昆布とミツバを飾る

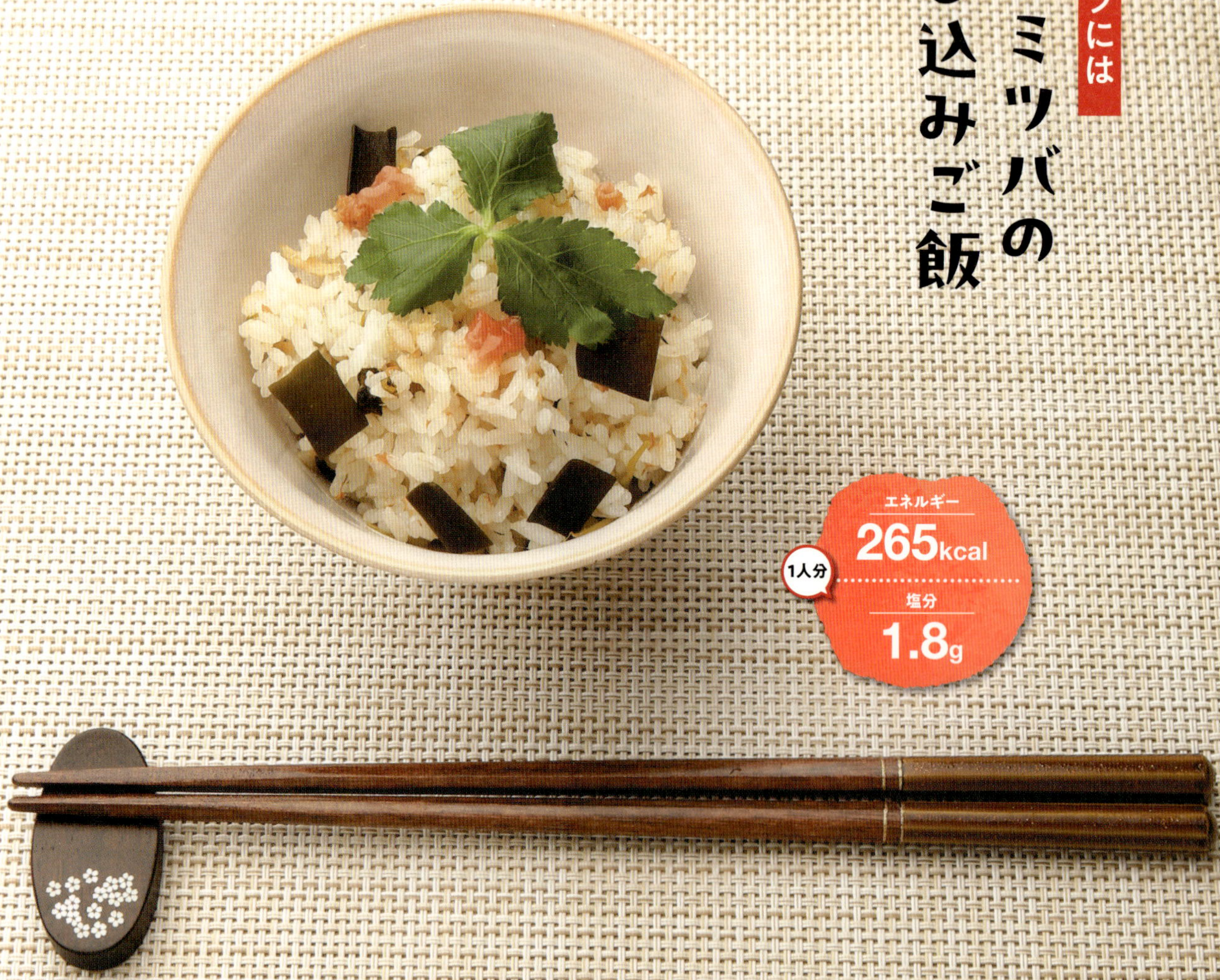

1人分
エネルギー 265kcal
塩分 1.8g

梅ワンポイントアドバイス

梅のポリフェノールがウイルスの増殖を抑え、ツナに含まれるEPAやDHAは体内に備わっている免疫の働きを助け、インフルエンザやカゼを予防します。ツナの水煮缶の汁にもEPA・DHAは豊富なため、汁ごと使うのがポイントです。

ダイエットには
焼き梅干しのお吸い物

材料（2人分）
減塩梅干し　2粒
ネギ　18cm
とろろ昆布　6g
しょうゆ　小さじ2
お湯　320mL

作り方
❶フライパンに3cmの長さに切ったネギと梅干しを入れて弱めの中火で熱する
❷梅干しは焦げ目がついたらフライパンから取り出す。ネギはフライパンで転がしながらしんなりするまで焼く
❸1人分のお椀に②、とろろ昆布（ひとつまみ＝3g）、しょうゆ（小さじ1）を入れてお湯（160mL）を注ぐ

梅ワンポイントアドバイス
梅干しを加熱すると脂肪燃焼作用のあるバニリンが増えます。とろろ昆布やネギに含まれる食物繊維は食後血糖値の上昇を緩やかにして脂肪の蓄積を防ぐため、ダイエットに最適です。

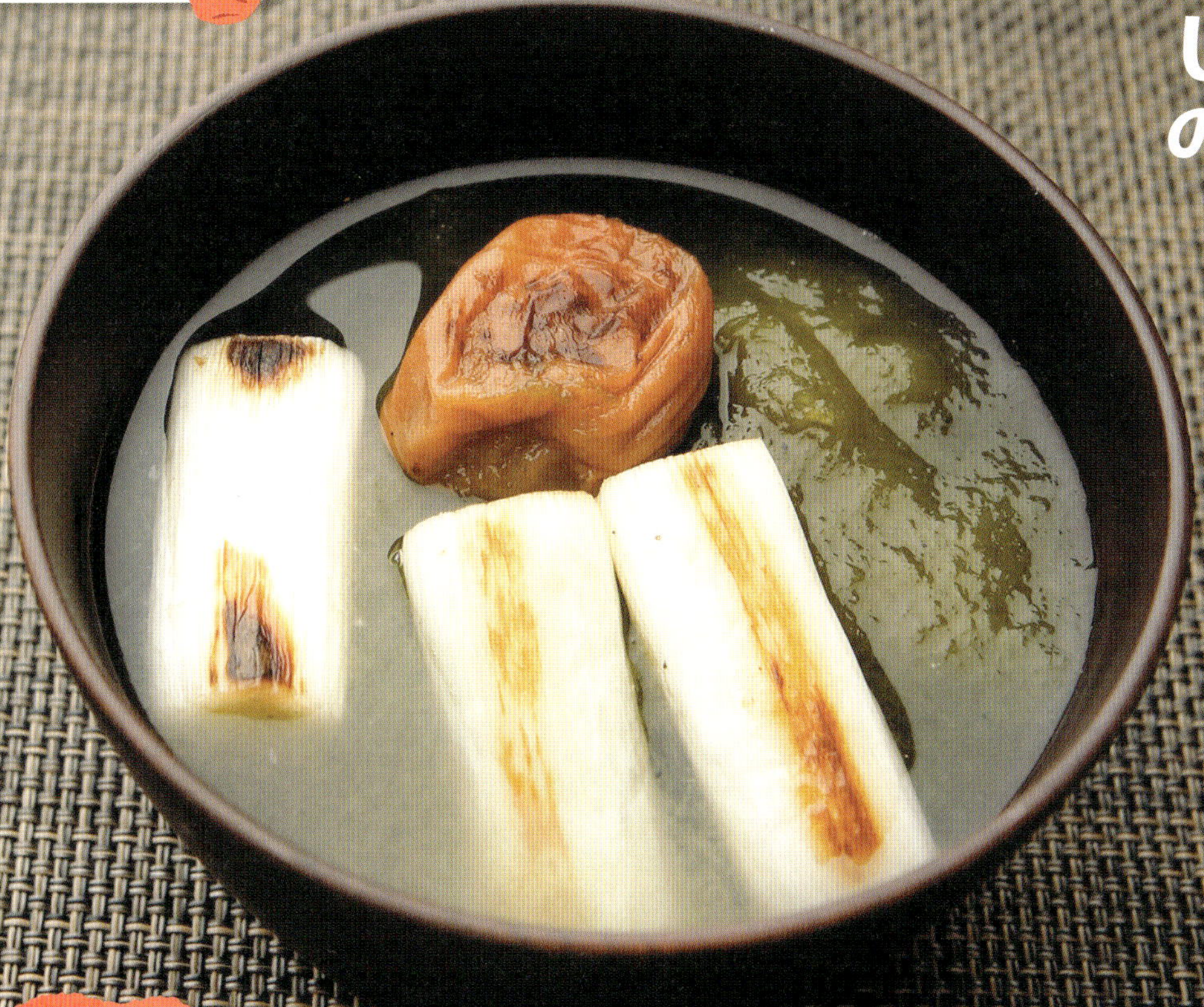

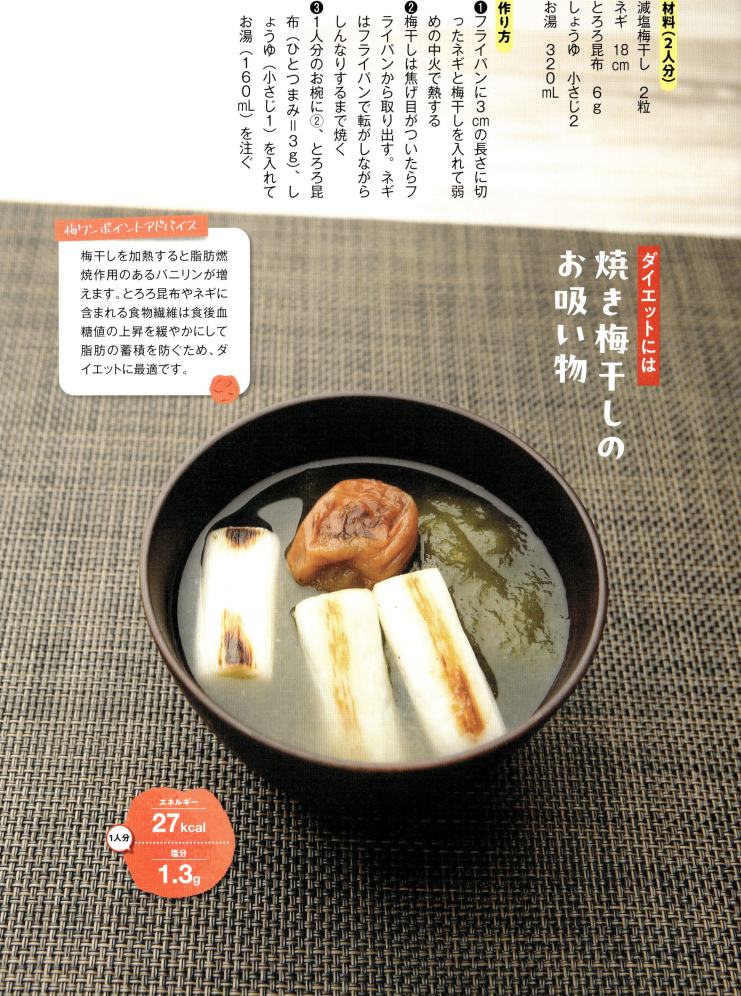

1人分
エネルギー 27kcal
塩分 1.3g

胃の不調には

梅と豆腐のふわふわ卵焼き

材料（2人分）

卵　2個
豆腐　1丁
白だし 大さじ1と1／2
減塩梅干し　2粒
小ネギ　適宜

作り方

❶梅干しは種を取って細かくたたき、飾り用（適宜）と分けておく
❷ボウルに卵、豆腐、白だし、梅干し（飾り用以外）を入れてよくかき混ぜる
❸耐熱容器に移し、200℃に予熱したトースターで焦げ目がつくまで15分焼く
❹③に飾り用の梅干しと小ネギをちらす

1人分
エネルギー 193kcal
塩分 2.0g

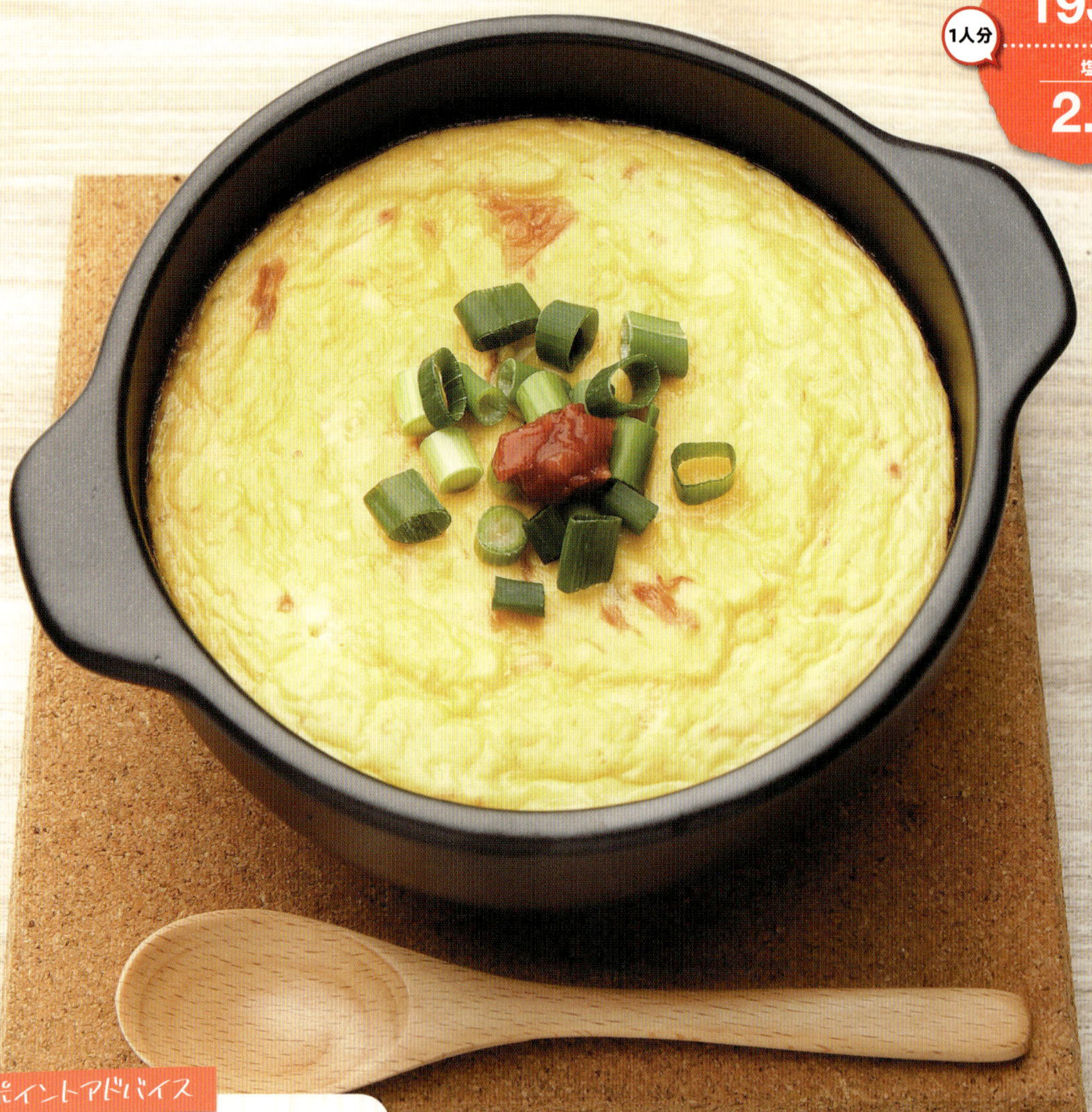

梅ワンポイントアドバイス

消化吸収がとてもいい豆腐は胃腸に優しい食べ物の代表格。油を使用しないため、胃腸への負担が軽減されます。梅干しによって唾液や胃液の分泌が促されて消化酵素の活性が高まり消化が促進されます。

疲労回復には

豚肉の梅ショウガ焼き

梅ワンポイントアドバイス

豚肉に含まれるビタミンB_1は体を動かすエネルギーを作り、タマネギに含まれるアリシンはビタミンB_1の吸収力を高めるため、いっしょに食べると疲労回復に効果的。梅のクエン酸も疲労感改善作用があるため、夏バテ予防にもバッチリです。

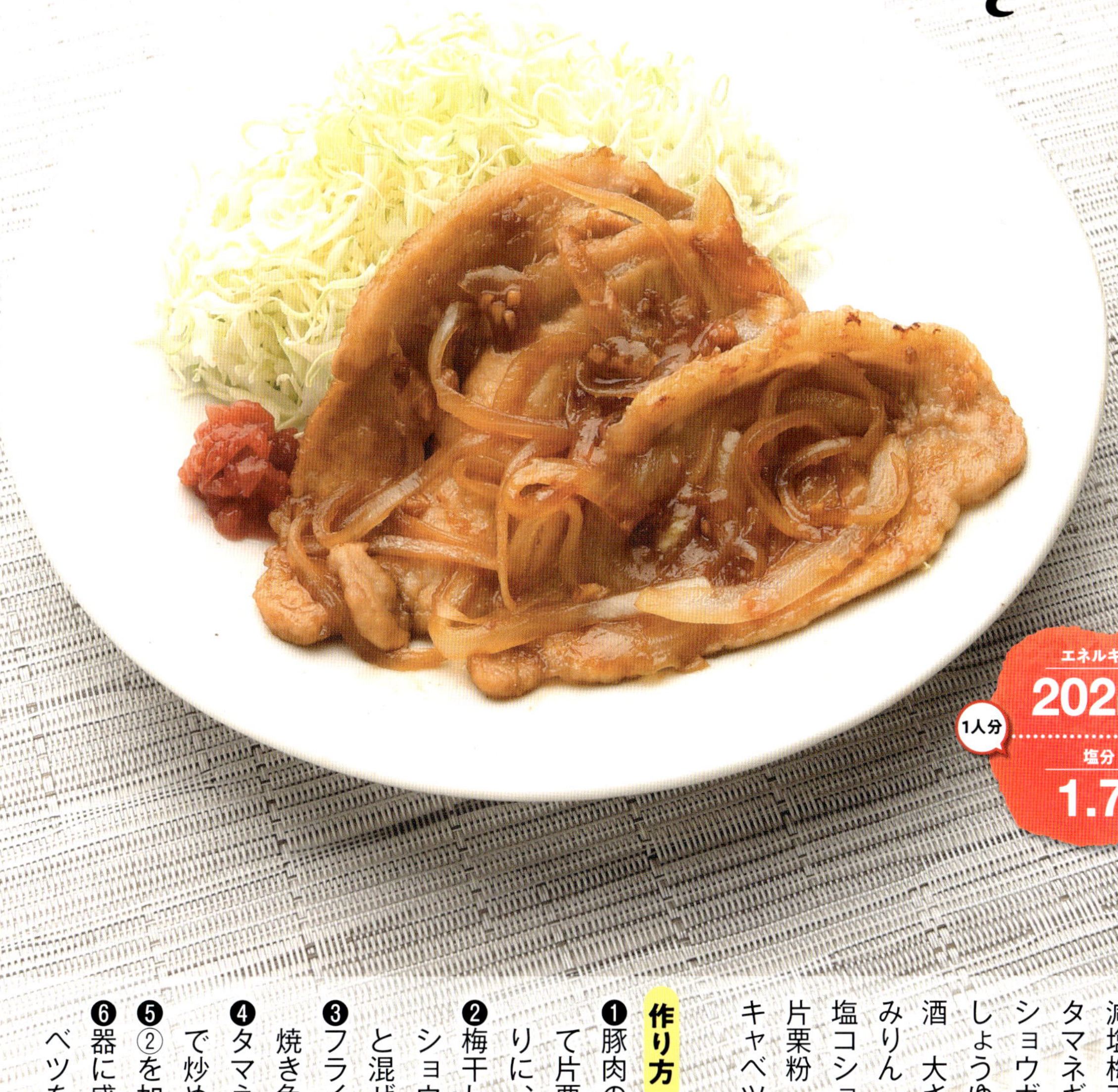

1人分
エネルギー 202kcal
塩分 1.7g

材料（2人分）

豚ロース（薄切り） 200g
減塩梅干し 1粒
タマネギ 1／2個
ショウガ 1かけ
しょうゆ 大さじ1
酒 大さじ1
みりん 大さじ1
塩コショウ 適宜
片栗粉 適宜
キャベツ 適宜

作り方

❶豚肉の片面に軽く塩コショウをして片栗粉をふる。タマネギは薄切りに、ショウガはすりおろす
❷梅干しは種を除いて包丁でたたき、ショウガ、しょうゆ、酒、みりんと混ぜ合わせる
❸フライパンを中火で熱し、豚肉に焼き色がついたら裏に返す
❹タマネギを③に加えて火が通るまで炒める
❺②を加えて全体にからめる
❻器に盛り付け、千切りにしたキャベツを添える

骨の強化には
梅干しの
はちみつミルク

1人分
エネルギー
142kcal
塩分
0.4g

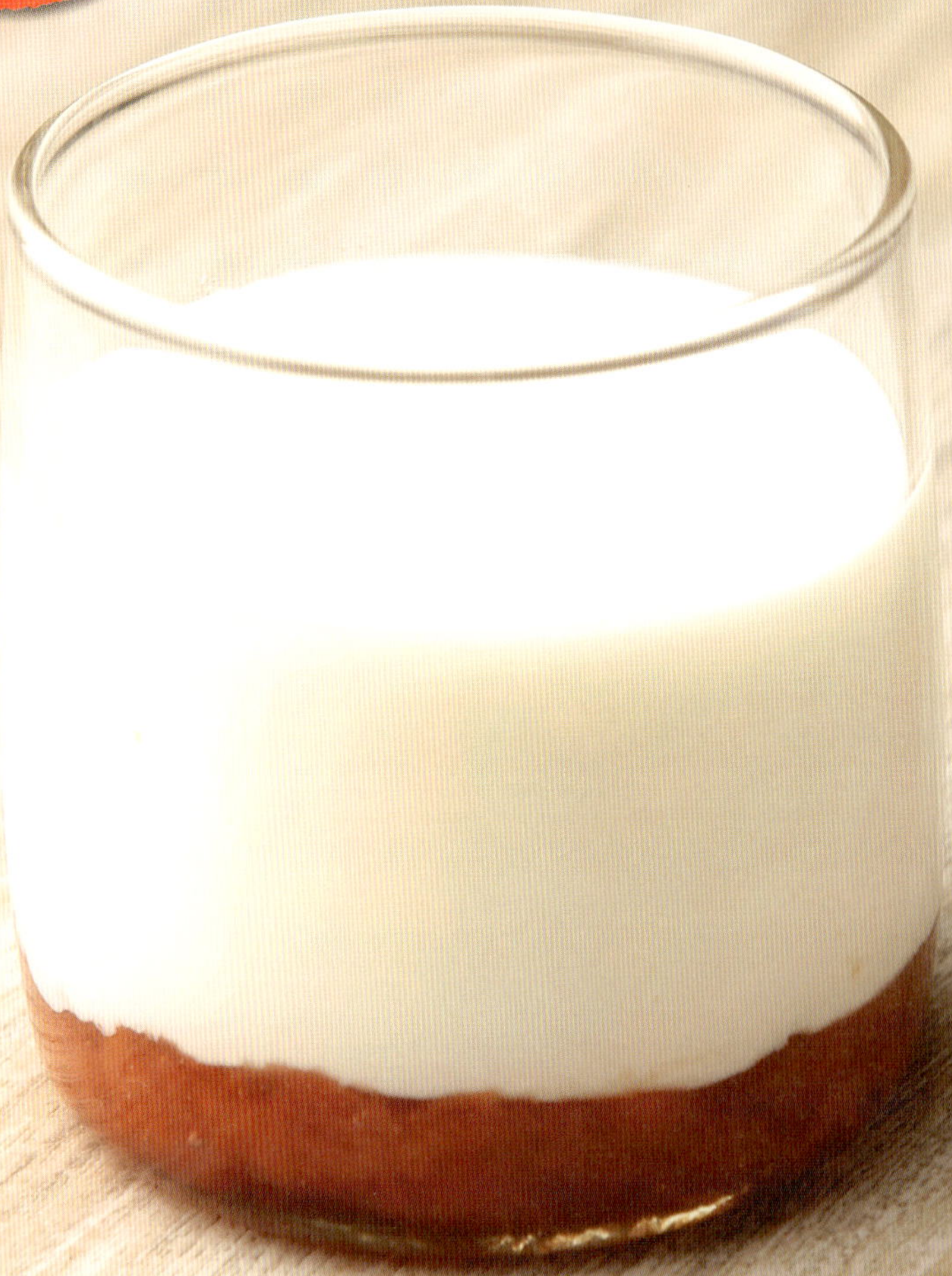

材料（2人分）

- 減塩梅干し　2粒
- 牛乳　280mL
- はちみつ　大さじ1と1／3

作り方

❶梅干しの種を取り細かく刻む
❷コップに①を入れて牛乳（1人分＝140mL）、はちみつ（1人分＝小さじ2）を入れる。よく混ぜ合わせて飲む

梅ワンポイントアドバイス

牛乳に含まれるカルシウムは骨の材料となり骨を丈夫にする働きがあります。カルシウムは消化吸収されにくい栄養素ですが、梅に含まれるクエン酸がカルシウムの吸収を手助けします。

美肌対策には

イチゴの梅ゼリー

材料（2人分）

梅シロップ　100mL
水　200mL
ゼラチン　5g
イチゴ　8個

作り方

❶ゼラチンは大さじ2の水（分量外）でふやかす
❷イチゴはヘタを取り、食べやすい大きさに切る
❸なべに梅シロップと水を入れて強火にかけ、沸騰する直前で火を止めて①を入れ、混ぜ合わせる
❹③を容器に移し替えてイチゴを入れ、ラップをして2～3時間ほど冷蔵庫で冷やす

果物はイチゴ以外でもお好みでOK。ただし、キウイ、パイナップル、メロン、パパイヤなどをゼラチンといっしょに使用すると、ゼラチンが分解して固まらなくなることがあります。それぞれの果物に含まれるたんぱく質分解酵素がゼラチンを分解するためです。

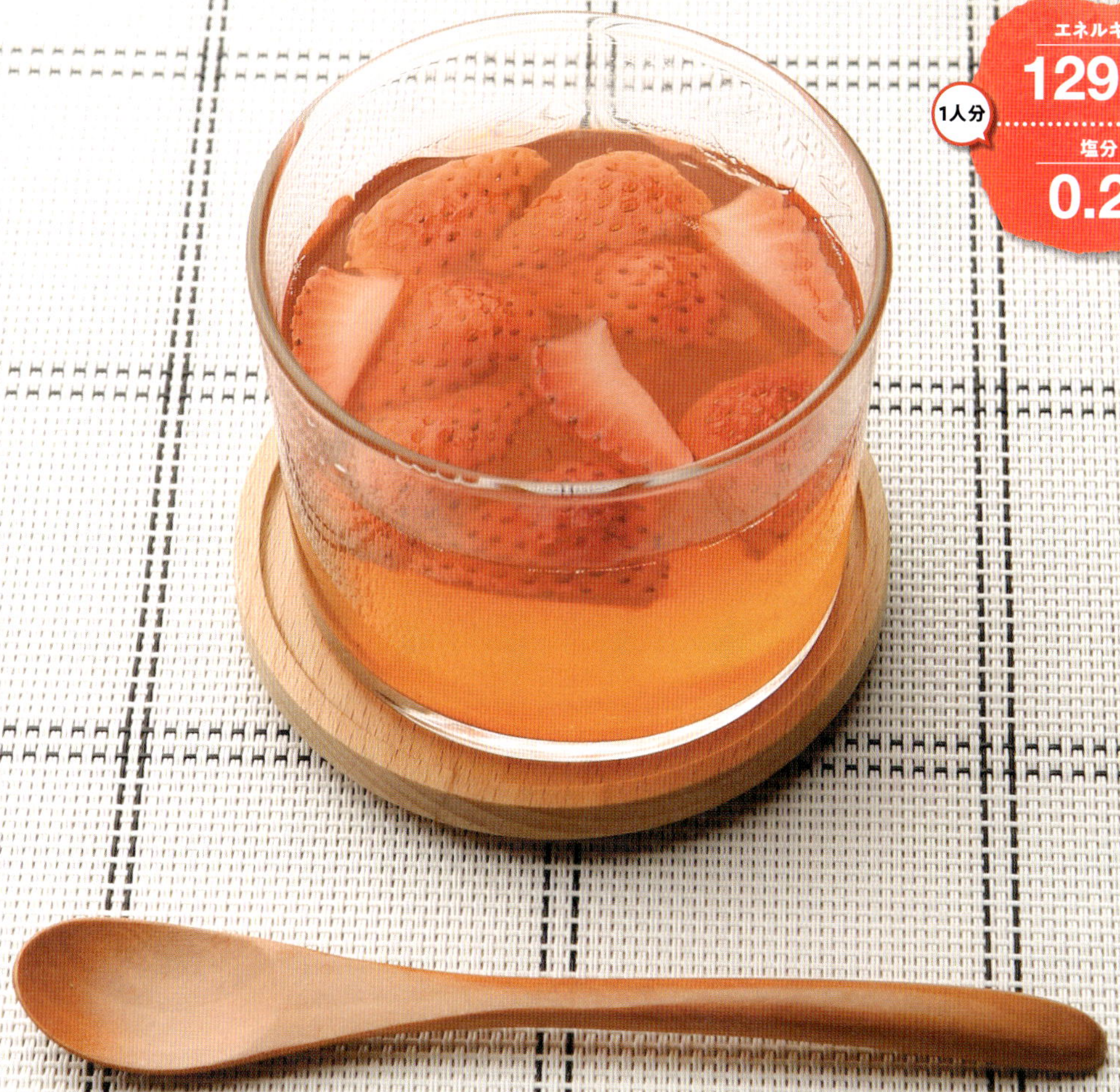

1人分
エネルギー 129kcal
塩分 0.2g

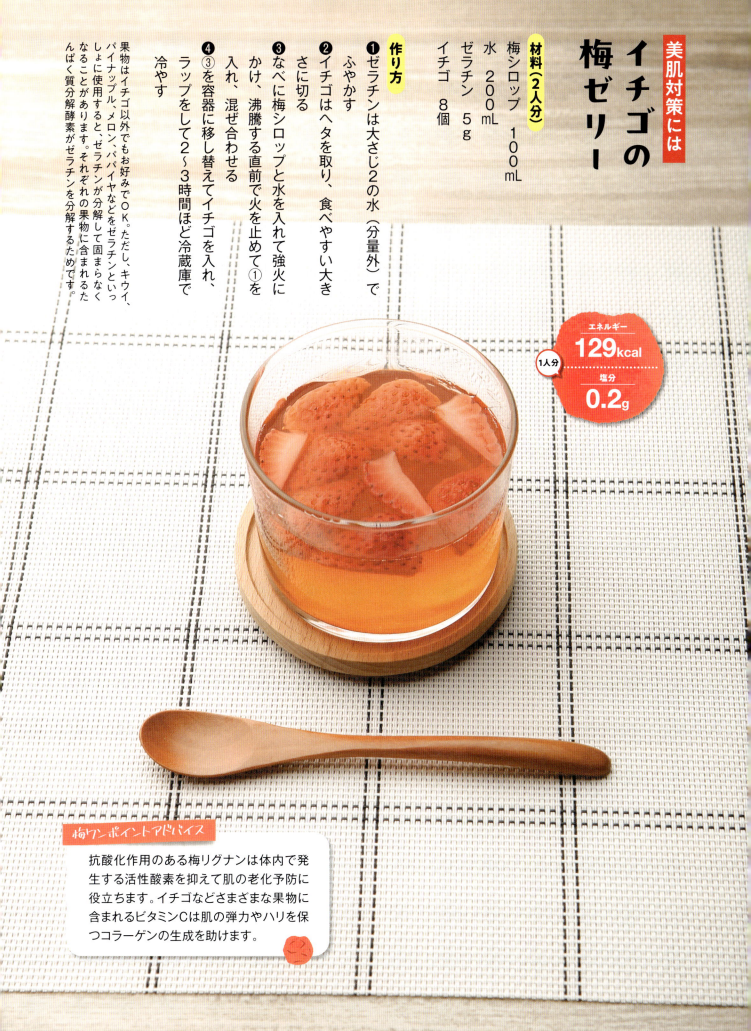

梅ワンポイントアドバイス

抗酸化作用のある梅リグナンは体内で発生する活性酸素を抑えて肌の老化予防に役立ちます。イチゴなどさまざまな果物に含まれるビタミンCは肌の弾力やハリを保つコラーゲンの生成を助けます。

頭痛対策には

カリカリ梅とヒジキのふりかけ

材料（作りやすい分量）

芽ヒジキ（乾燥）　10g
シラス（減塩タイプ）　20g
カリカリ梅　4個
めんつゆ（3倍濃縮）　大さじ1
白いりゴマ　大さじ1

作り方

❶芽ヒジキをたっぷりの水で戻した後、しっかりと水けを切る。カリカリ梅は3～4㎜ほどの粗みじん切りにする

❷フライパンを中火で熱し、芽ヒジキとシラスを入れて、水けがなくなるまで乾煎りする

❸②にカリカリ梅を入れてサッと煎り合わせる

❹③にめんつゆを入れて水けが飛ぶまで煎り合わせ、白いりゴマを加える

1人分
エネルギー 14kcal
塩分 0.9g

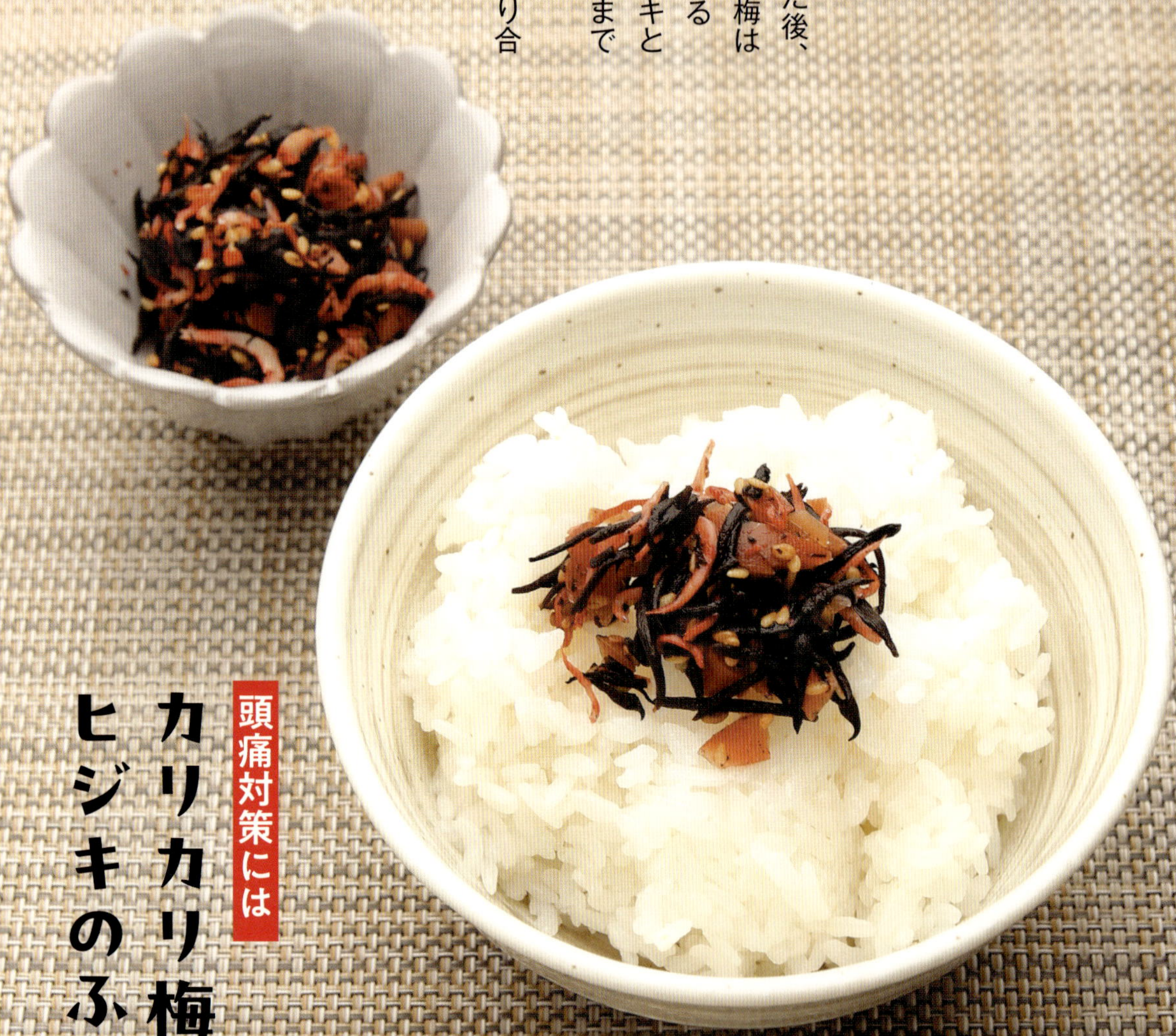

梅ワンポイントアドバイス

ヒジキやシラスに豊富なカルシウムは脳の血管の収縮を防ぐ働きがあり頭痛を防ぎます。さらに梅に含まれるクエン酸には疲労感改善作用があり、疲れで起こりやすい片頭痛を予防します。

便秘対策には
梅おからのコロッケ

材料（2人分）

おから　100g
ジャガイモ　1個（200g）
タマネギ　1／2個
鶏ひき肉　100g
減塩梅干し　4粒
塩コショウ　少々
オリーブオイル　大さじ3
ベビーリーフ（お好みで）　適宜
ミニトマト（お好みで）　適宜

【バッター液】
片栗粉　適量
卵　1個
パン粉　適量

梅ワンポイントアドバイス

おからの食物繊維は腸内細菌のエサになることで便の量を増やし便秘予防に役立ちます。梅干しに豊富なクエン酸も腸の蠕動運動を活発にする働きがあり、自然な便通を促して快腸快便が期待できます。

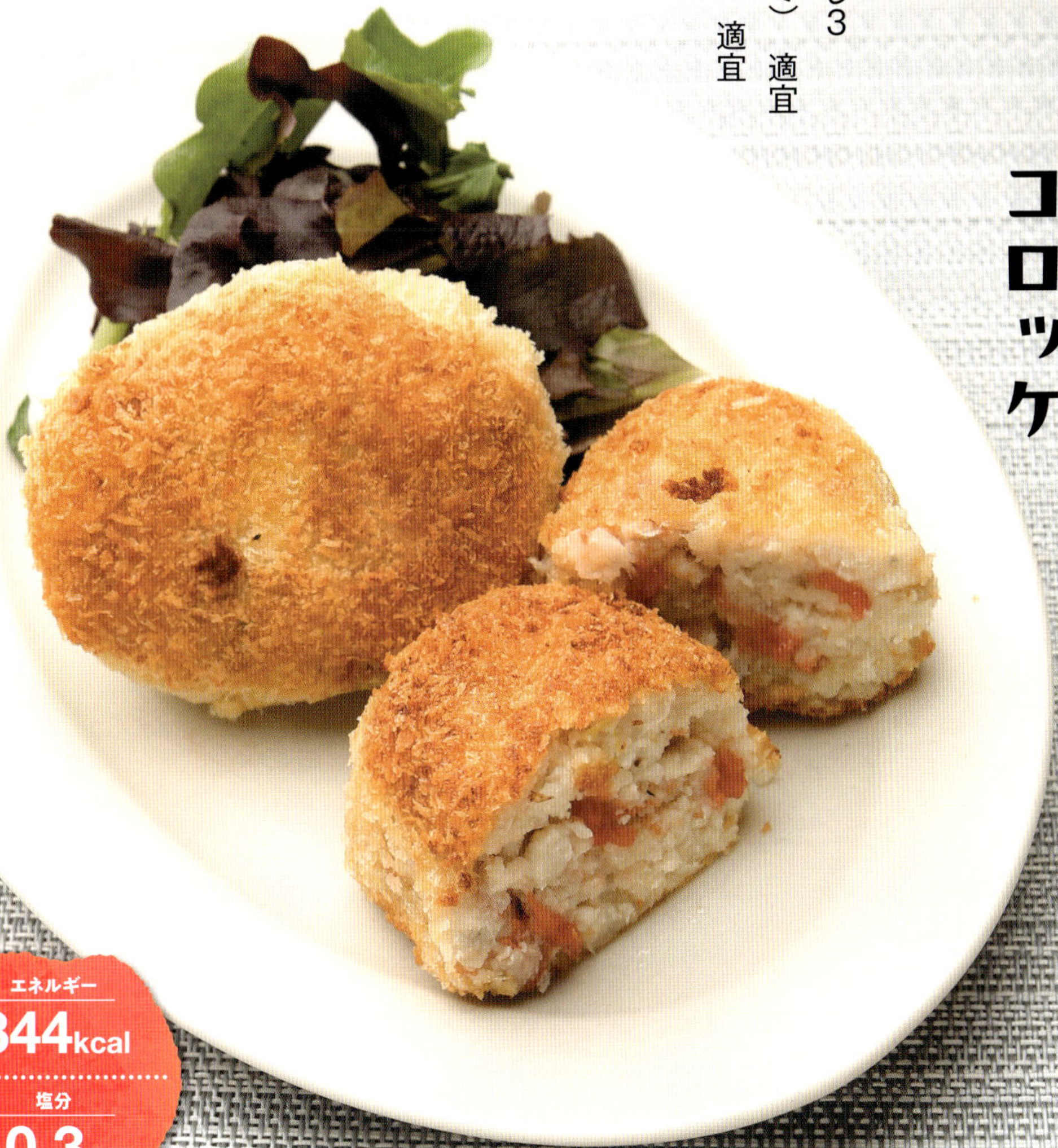

1人分
エネルギー 344kcal
塩分 0.3g

作り方

❶耐熱容器にひと口大に切ったジャガイモを入れ、ふんわりとラップをして電子レンジ（600W）で6分加熱する
❷中火でフライパンを熱し、みじん切りにしたタマネギと鶏ひき肉を入れて炒め、塩コショウで味をととのえる
❸梅干しは種を取り果肉を包丁でたたく
❹①をなめらかになるまでつぶし、おから、②を入れて混ぜ合わせ、最後に梅干しを加えてさっくり混ぜる
❺④を冷蔵庫に入れて1時間冷やし、6等分に成型する
❻⑤を片栗粉、卵、パン粉の順につける
❼フライパンにオリーブオイルを入れて熱し、中火で揚げ焼きする
❽器にお好みでベビーリーフ、ミニトマトをのせ、焼き上がった⑦を盛りつける

梅と梅干しの栄養の違いは？

梅干しを見るだけで唾液が出るのはなぜ？

梅干しとウナギの食べ合わせが悪いって本当？　など

知っているようで知らない 梅と梅干しの疑問Q&A

宇都宮洋才

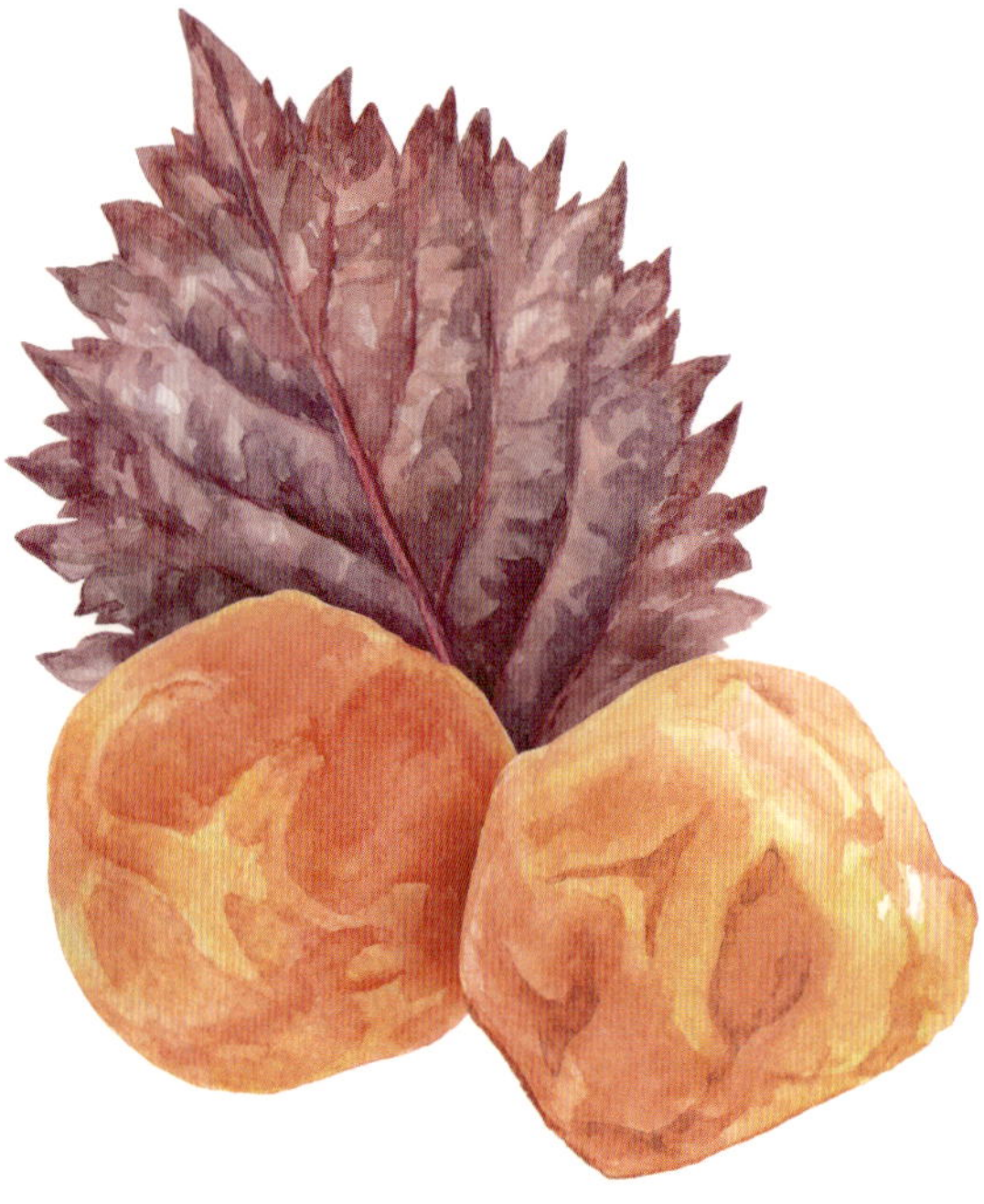

Q 和歌山県が梅の産地になった理由はなんですか？

A その理由は、江戸時代にまでさかのぼります。当時、紀州南部の田辺《たなべ》藩の農地では、土地がやせていて米作りに適しておらず、農民の生活は困窮を極めていました。そこで当時の田辺藩主・安藤直次《あんどうなおつぐ》は、果肉が薄く小粒でしたが、生命力の強い「やぶ梅」に注目。農民たちに、やせた土地や山の斜面にやぶ梅を植えさせ、年貢米の代わりに梅を納めさせていました。和歌山県で梅の栽培が盛んになったのは、田辺藩主の機転が利いたことが大きかったといわれています。

Q 梅干しでは「南高梅」という種類をよく聞きます。どんな梅なのですか？

A 南高梅《なんこううめ》は、和歌山県みなべ町原産の最高級品種の梅です。皮が薄くて柔らかく、果肉が厚いのが特徴。梅干しのほか梅ジュースや梅酒など、すべての加工製品に適しています。

南高梅の名前の由来についても、簡単に紹介しましょう。

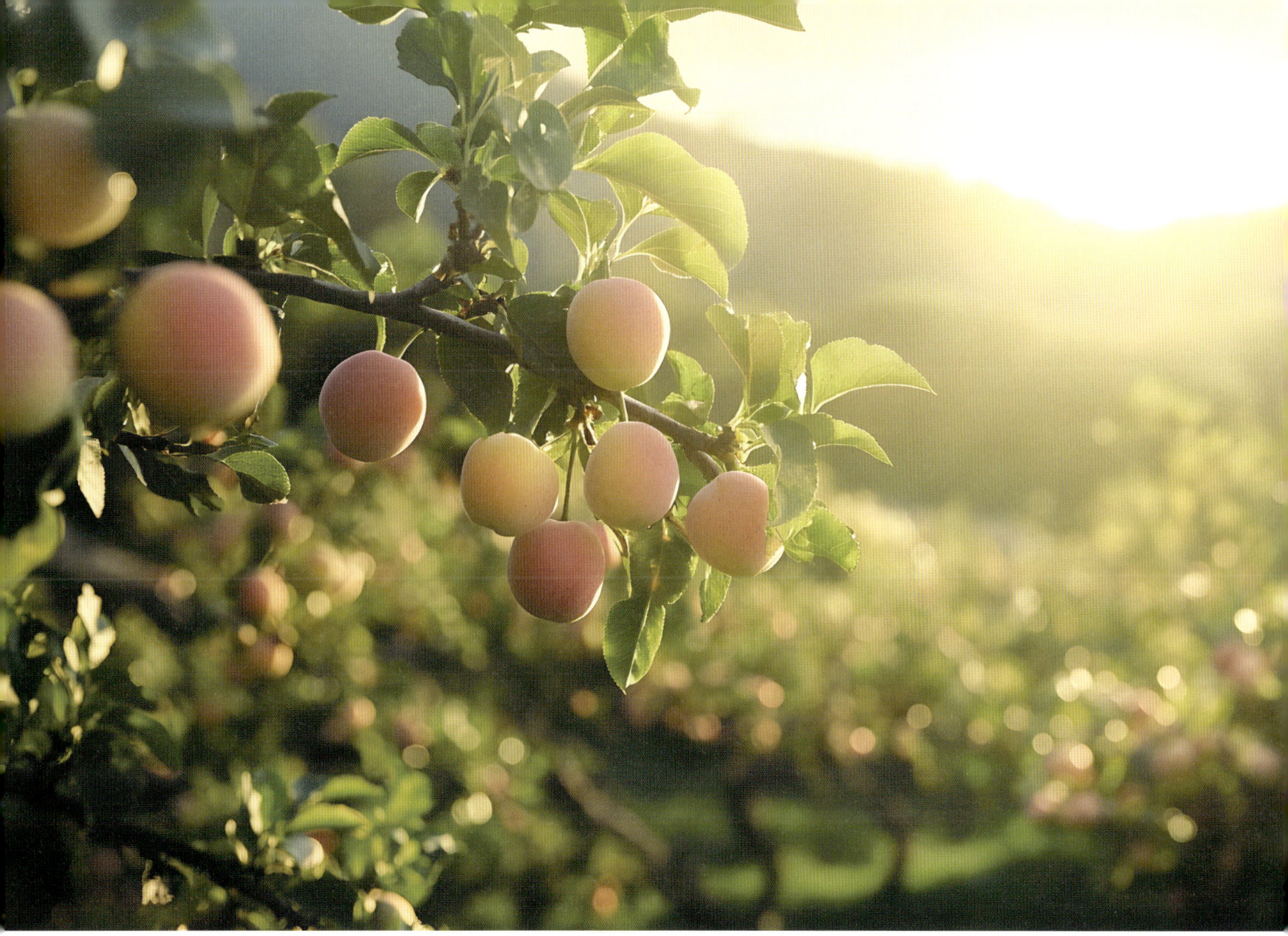

1950（昭和25）年、戦後の農業復興に際し、南部郷《みなべ》（現在のみなべ町の丘陵地帯）の梅の品種を統一しようとしました。南部郷内で栽培されていた114種類の梅の中から、5年の歳月を費やして最優良品種の梅を選抜したのです。

その結果、最優良品種として選定されたのが、果実の大きい「高田梅《たかだうめ》」でした。梅の選定栽培研究調査に深くかかわった南部高等学校園芸科の努力に敬意を表し、高校の通称として呼ばれていた「南高＝なんこう」から南高梅と命名されました。

ちなみに南高梅の正式な読み方は「なんこううめ」ですが、一般には「なんこうばい」と呼ばれることもあります。

Q 梅干しの塩分が気になりますが、問題ないでしょうか？

A

塩分を気にする人が最も心配するのが「血圧」とのかかわりでしょう。毎日梅干しを食べている人と、梅干しを食べていない人の血圧を比べたところ、両者に差は確認されませんでした。動物実験では、塩分を与えても、梅を一緒に食べると血圧が上がらないことがわかっています。

ただし、健康に問題がないからといって食べすぎには要注意。梅干しは1日1粒食べれば十分です。血圧が気になる人でも、1粒程度なら問題ないでしょう。ふだんの食事では、梅干し以外の塩分摂取量を頭に入れることも忘れないでください。

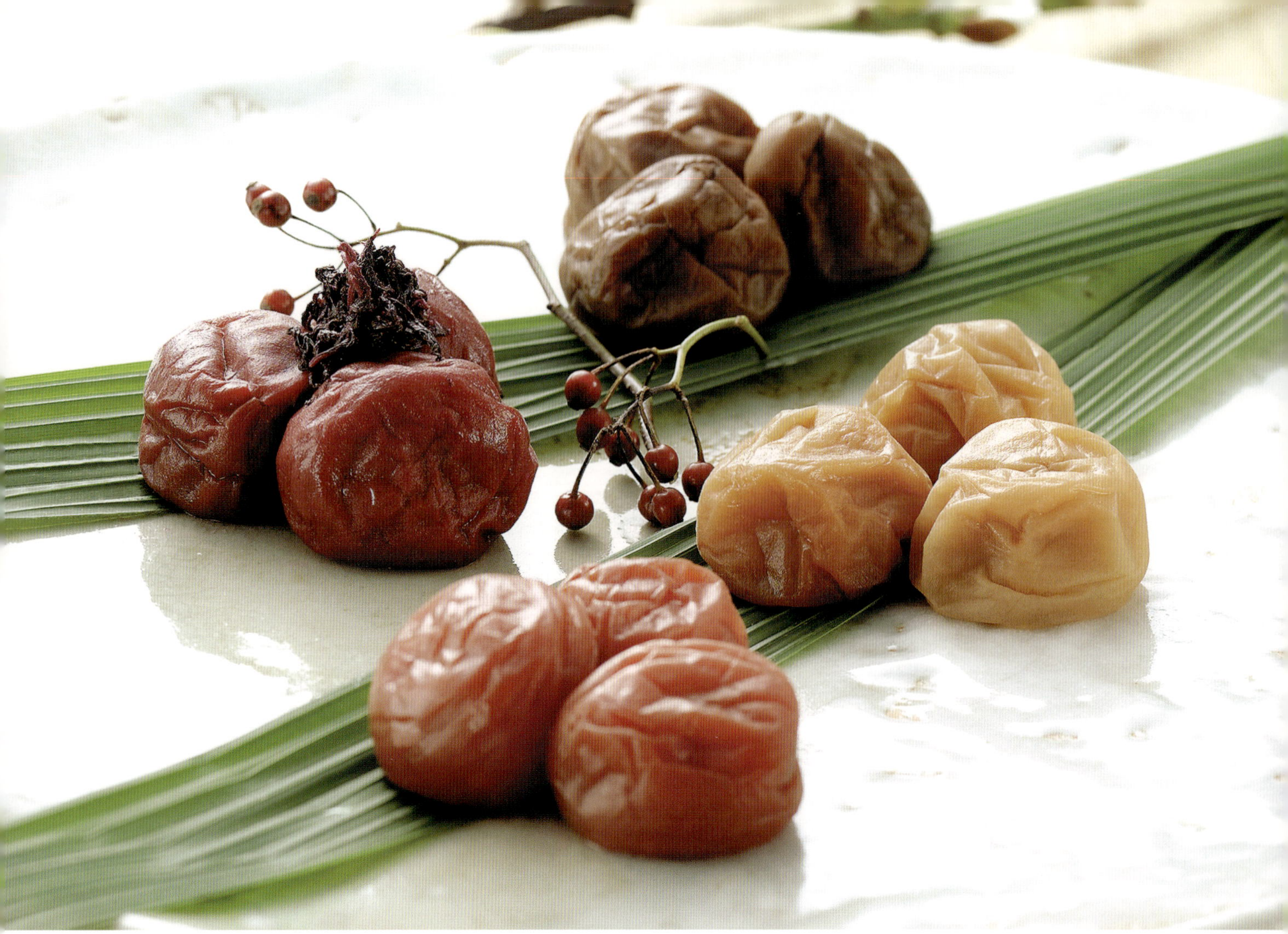

Q 梅と梅干しの栄養価や効能効果の違いはありますか？

A

梅は野菜のイメージを持つ人が多いのですが、スモモやアンズといった果実の仲間です。ただ、生梅の状態で食べるのは難しいため、梅の実を塩漬けにして干した梅干しが、ポピュラーな食べ方でしょう。

梅干しは塩漬けにしているぶん、塩分は多くなりますが、基本的に生梅と栄養価はほとんど変わりません。私たちはふだん生梅ではなく、梅干しを食べます。梅干しの栄養価や、効能が優れていることは、私たちが行った多くの実験で確かめられています。

梅を使った加工製品では、梅酒も古くから人気があります。梅酒は梅の実を酒類と糖類に漬けて熟成させたものです。梅の機能性成分はアルコールなどの影響をほとんど受けず、安定した状態で存在しています。お酒なので飲みすぎは禁物ですが、少量であれば、健康維持に役立つはずです。

Q 梅干しを見ただけで唾液が出るのはなぜですか？

A

これは、過去にすっぱい梅干しを食べたという記憶が関係しています。その記憶が脳に刻まれており、梅干しを見ただけで反射的に唾液が出てくるのです。こうした唾液は「刺激唾液」といわれ、さまざまな消化酵素を含んでいます。その1つのアミラーゼは、ご飯やパンに含まれるでんぷん質を分解し、体内への吸収を促進します。唾液が出ることによって消化力も高まるのです。

梅干しのすっぱい刺激が脳に伝わると、胃の粘膜を守るために胃液の分泌《ぶんぴつ》が促されます。アルコールは胃の粘膜への刺激が強いのですが、焼酎《しょうちゅう》を梅割りなどにして飲むと、胃の粘膜が守られます。お酒を飲むときは、梅干しを使ったメニューを選んで食べるのもおすすめです。

Q 「梅干し博士」といわれる宇都宮先生おすすめの梅干しの食べ方はなんですか？

A

私自身、梅干しはご飯の最高のお供だと思っています。梅干し嫌いだった私が和歌山県でそのおいしさに気づいたときは、梅干し1粒でご飯を3杯食べた経験もあります。

梅ジュースも大好きです。水や炭酸水で割ってよく飲んでいます。さわやかな酸味が感じられ、おいしくいただけます。

私はご飯に梅干し、梅ジュースがお気に入りですが、皆さんは自分が好きな食べ方で召し上がってください。梅干しの果肉をたたいた梅肉をキュウリにつけたり、煮物に入れたりするなど、梅干しのレシピはたくさんあります。自分の好みに合ったものを探すのも楽しみの1つになるでしょう。

Q 梅干しの効果的な食べ方はありますか？

A

梅干しは薬ではありませんので、いつ、どんな形で食べてもOKです。それよりも大切なことは毎日1粒を継続すること。梅干しにはさまざまな機能性があり、習慣的に食べることで、健康面にもプラスの作用が働きます。

Q 梅干しのデメリットはありますか？

A

梅干しは日本を代表するスーパーフードです。常識的に食べる範囲では、デメリットはありません。ただ、梅干しに限ったことではありませんが、どんなに健康によい食品でも食べすぎはよくありません。健康状態に全く問題のない人が多く食べるにしても、1日3粒程度に抑えておきましょう。

Q 「梅干しとウナギの食べ合わせは悪い」という言い伝えがありますが、本当でしょうか？

A

結論からいうと、全く問題ありません。むしろ、相性はよいといえます。梅はクエン酸を豊富に含んでいます。

一方、ウナギにはビタミンB群やたんぱく質が多く含まれています。クエン酸に加え、ビタミンB群、たんぱく質も疲労回復に役立ちます。梅干しとウナギは、夏バテなど疲労回復に役立つ最高の組み合わせです。

では、なぜ梅干しとうなぎの食べ合わせが悪いといわれてきたのでしょうか。諸説ありますが、紀州和歌山出身の江戸幕府・第8代将軍の徳川吉宗《とくがわよしむね》は、民衆が梅干しとウナギを食べると食が進み、米が減ってしまうと考えたようです。そこで、民衆が貴重な米を食べすぎないよう、食べ合わせが悪いことにしたという説があります。

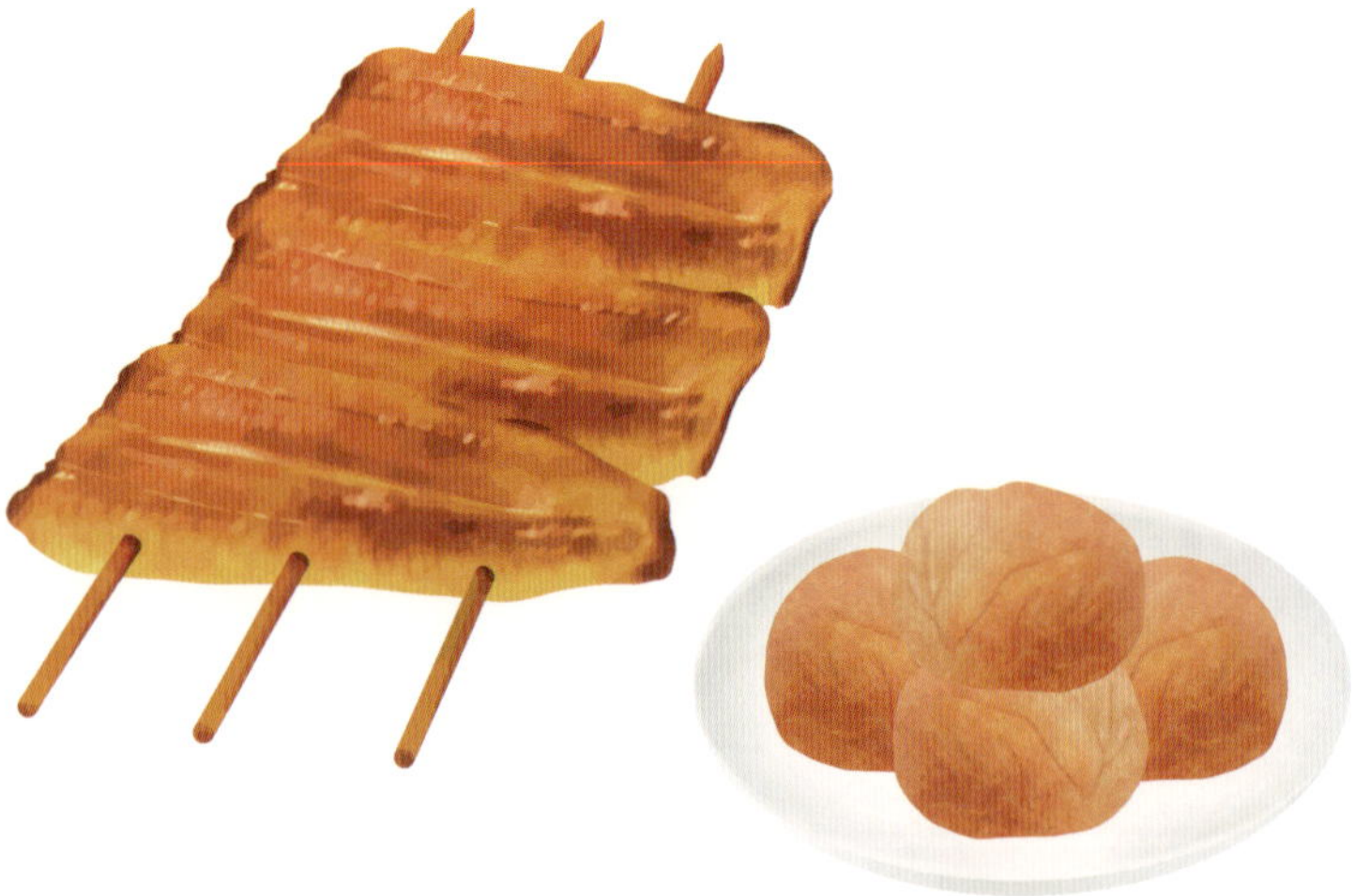

Q 梅干しにダイエット作用がありますが、梅酒やシロップ漬けの梅、はちみつ梅でも効果は期待できますか？

A

梅酒やシロップ漬けの梅、はちみつ梅は、どれも同じ梅を使った加工製品です。期待できる効果は変わりません。

ちなみに、はちみつ梅などの調味梅は、塩漬けの梅を二次加工したものですが、元は同じです。ただ、いずれの梅の場合も、食べすぎや飲みすぎはよくありません。梅干しを毎日食べていても、ご飯を何杯もおかわりしたり、お菓子を食べすぎたりしていては、もちろん太ってしまいます。

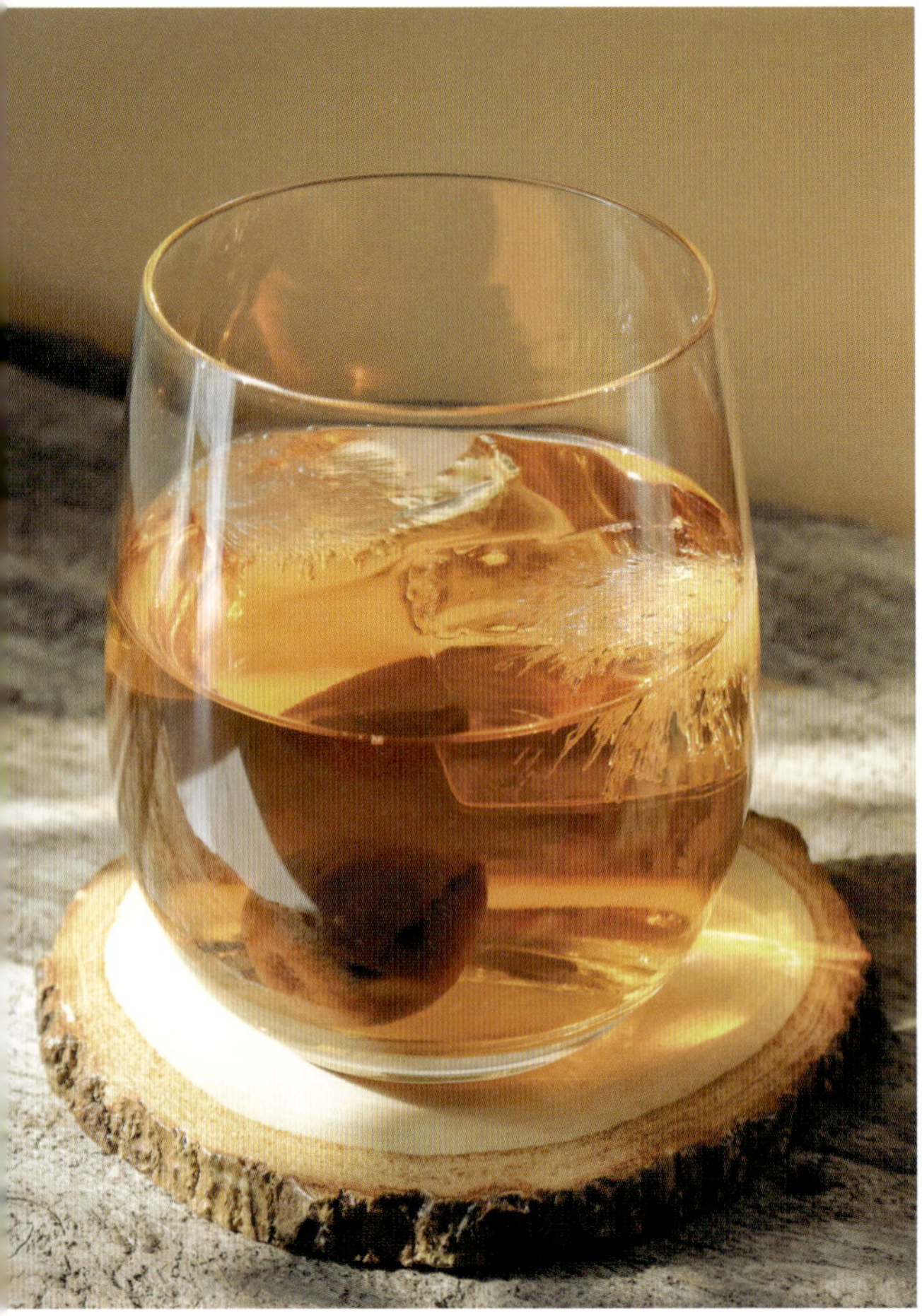

Q 梅干しにはさまざまな機能性がありますが、今後も増えていきそうですか？

A

言い伝えにあった梅干しの効能の科学的根拠は、次々と明かされてきました。今後も新たな発見がある可能性は大です。そのためにも研究を続けていきたいと思っています。

第3章

梅干し嫌いだった大学教授が「梅しごと」を
楽しむほど梅に魅了

「梅干し博士」がらくらく やせた! 疲れ知らずに! 驚きの梅パワー

宇都宮洋才

言い伝えの域を出なかった**梅干しの健康パワーを実証！**
日本一の梅の産地・和歌山で**研究にまい進**

梅干しは古くから健康によい食べ物として広く知られています。昔の人は梅干しが健康維持に役立つことを体験として知り、それは〝言い伝え〟として今に残っています。

これまで言い伝えの域を出なかった梅干しの健康効果を、国内外の共同研究によって医学的に解き明かしてきたことから、現在は「梅干し博士」と呼ばれるようになりました。

そんな私ですが、子どものころは梅干しが大嫌いでした。私は大分県出身で、実家では自家製の梅干しを作っていました。それがただすっぱいだけで、全くおいしく感じなかったのです。

小学校の運動会で、おにぎりの具の梅干しを捨てようとしたところ、母親から「梅干しは体にいいから食べろ」と無理やり食べさせられたことは、今でもよく覚えています。

赴任した和歌山で梅に魅了された

梅干し嫌いの私に転機が訪れたのは、大学院を修了後、和歌山県立医科大学へと赴任したときでした。ある日、昼食を食べようと定食屋さんに入りました。定食を注文し、ご飯とみそ汁は出てきましたが、メインのおかずはなかなか出てきません。そのとき、テーブルにあった小鉢に目が行き、何が入っているだろうとふたを開けたところ、梅干しだったのです。

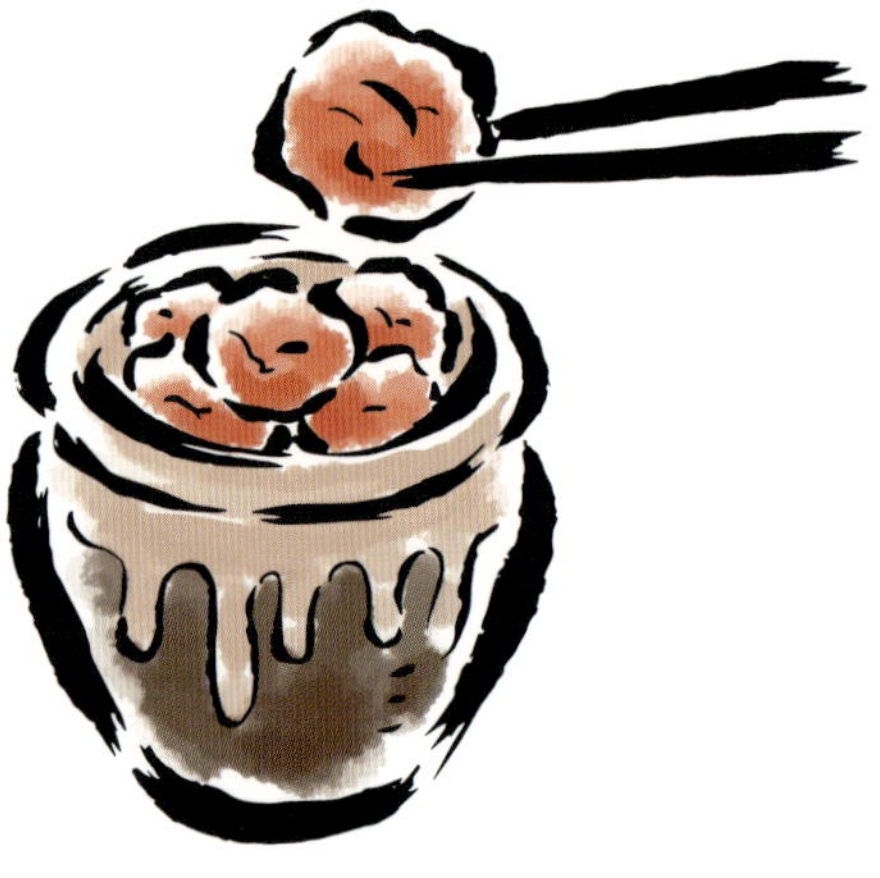

和歌山県といえば、南高梅《なんこううめ》など梅の産地として全国的に有名です。興味を覚えた私は、ご飯と一緒に梅干しを食べてみました。**私が子どものころに食べた梅干しと違い、なんともおいしいではありませんか。私はたった1粒の梅干しで、ごはんを3杯も食べてしまったのです。**

その後、和歌山県立医科大学を一旦退職し、米国・テネシー州のバンダービルト大学に3年間留学しました。現地の日本人留学生との間では、梅干しの入ったお茶漬けを食べたいという話で盛り上がることもありました。**今から思えば、梅干しは日本の味であり、落ち着く味、懐かしい味だったのでしょう。**

20年前は医学的研究がほとんどなかった

3年間の留学を終え、帰国し

た私は再び、和歌山県立医科大学に赴任しました。その後、米国でお世話になった先生が関西に来るというので、和歌山県で関係者を集めて食事会を開催しました。

その席で、私は思いもよらない質問を受けました。参加者の1人だった静岡県立大学の先生から「県民のために和歌山県立医科大学では何に取り組んでいますか？」と聞かれたのです。

私は「大学の附属病院で県民の健康を守っています」と答えましたが、その先生は「医学部だから、それはあたりまえ」とのこと。「静岡といえばお茶。お茶の農家が額に汗してお茶を栽培し、それを大学と行政がちょっと応援したことで、今の静岡茶のブランドを築くことができました。和歌山ではどうでしょうか？」と再び質問されたのです。

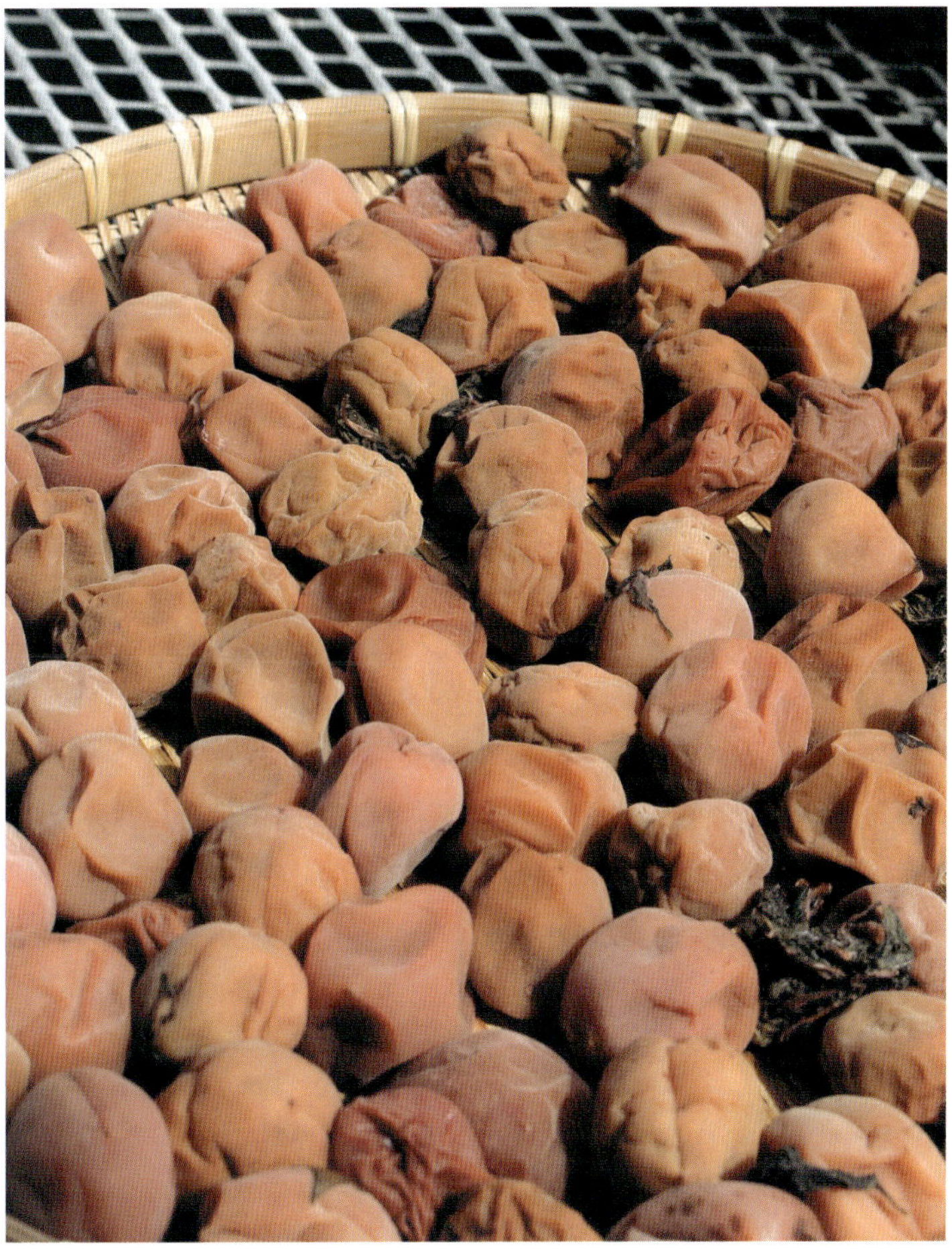

それをきっかけに、静岡茶のように**和歌山県の農産業を全国に向けて広めていきたいと考えるようになりました。**

ほどなくして大きなチャンスに恵まれました。大学でみずからの研究室を持つことになり、自由に研究できる立場になったのです。まず思い立ったのが、和歌山県が生産量第1位を誇る「ミカン」です。研究仲間の先生に相談すると、全国シェアが段違いに高い「梅干し」の研究をすすめられたのです。

その先生は梅干しの産地であるみなべ町出身で、梅農家の長男。梅干しの最高品種「南高梅」の名前の由来でもある南部《みなべ》高校の卒業生でもありました。梅干しは日本人の生活に密接した代表的な健康食だとあらためて教えられたのです。

実際、梅干しは和歌山県のみならず、日本のあらゆる地域で古くから食べられています。多くの科学的・医学的な研究がすでにされているものと思い、文献を検索したところ、唯一見つけられたのが、三重大学が発表した奈良県産の南高梅の医学論文だけでした。

そこで、私が所属する和歌山県立医科大学と、みなべ町で梅の効能を研究するグループを2001年に結成。その後、近畿大学や横浜市立大学、帝京大学などの研究者たちと実験を重ね、第2章で解説した数々の梅の効能が医学的・科学的に解明されるようになったのです。

梅干しのダイエット効果をみずからの体で確認！毎日食べたら4ヵ月で16キロの減量に成功し疲れ知らず

私が梅の研究を始める前から雑誌では梅の効能が特集され、専門家も登場していました。しかし、梅の研究者がいたとしても、学術論文という形式で研究成果が発表されていなければ、何の説得力もありません。梅の効能が科学的に立証されていないことと同じです。

この状況を知った私は、梅を科学的に研究し、その成果を学術論文として発表しなくてはいけないと考えるようになりました。

まず、着手したのが「梅干しを入れるとご飯が腐りにくくなる」という言い伝えの研究です。梅干しを入れるとご飯が腐りにくいことは、経験的に多くの人が知っていると思います。しかし、それを科学的に証明し、学術論文で報告されたことはありませんでした。

34ページで解説したように、私は試験管の実験などによって梅干しの制菌作用を科学的に実証でき、学術論文として発表しています。

このようにして私は研究を積み重ね、**梅や梅干しに関する多くの言い伝えに科学的根拠があることを突き止めていったのです。**

梅干しの酸味で食事のスピードがゆっくりに

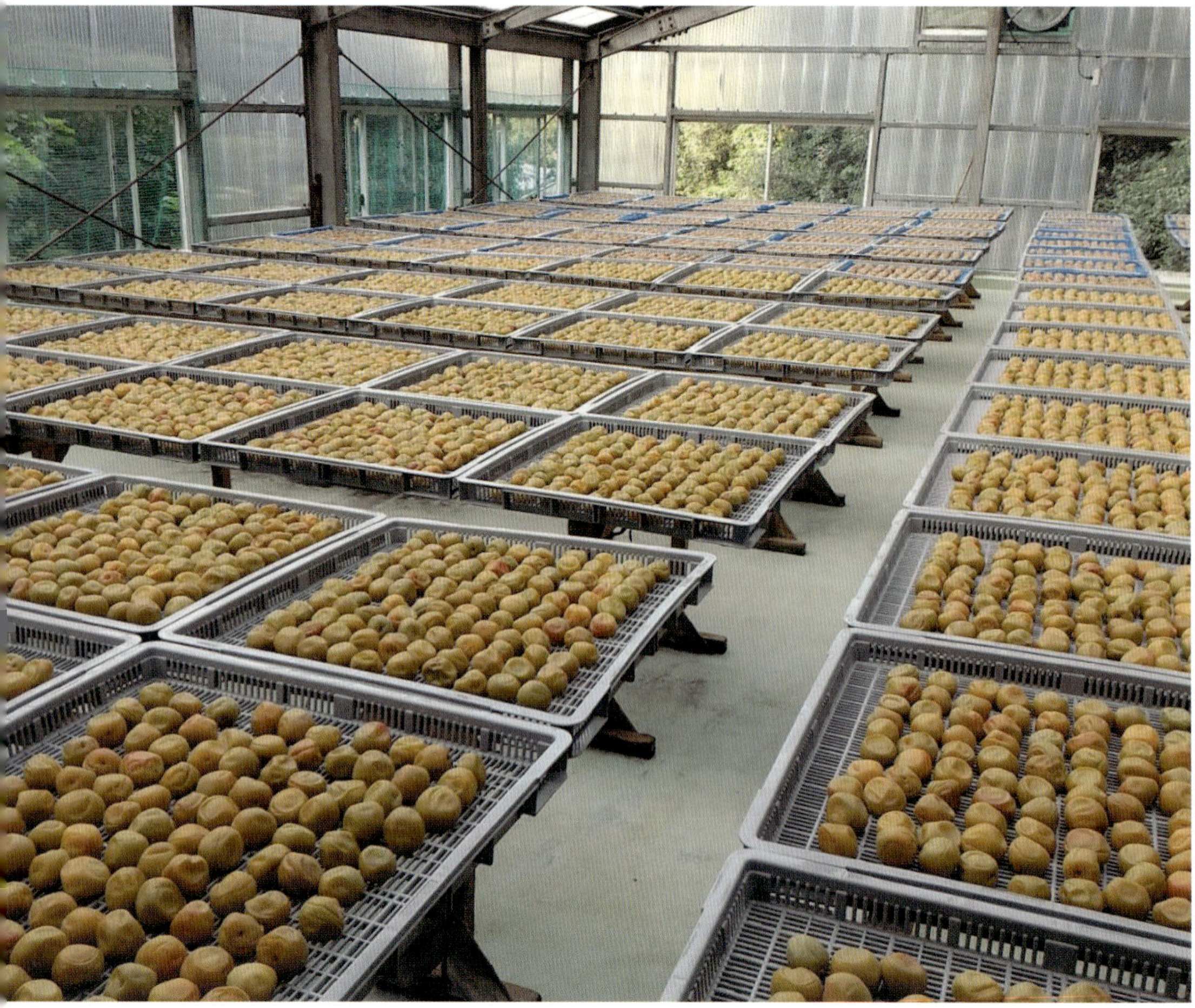

写真協力／和歌山県みなべ町役場

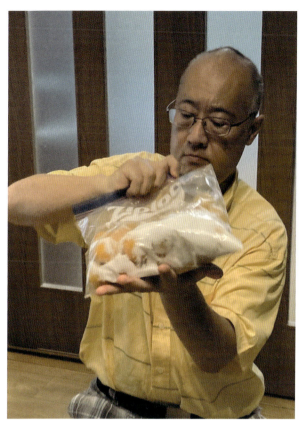

❹ポリ袋をよく振りながら、梅に塩をなじませる。

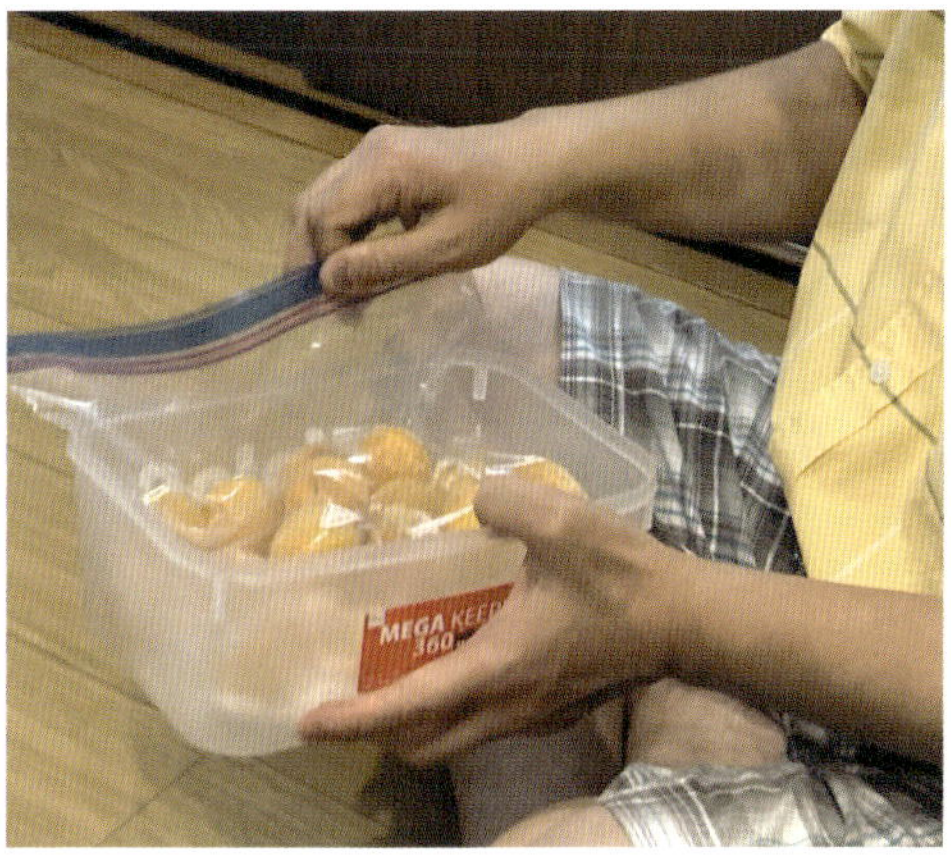

❺④をタッパーに入れる。

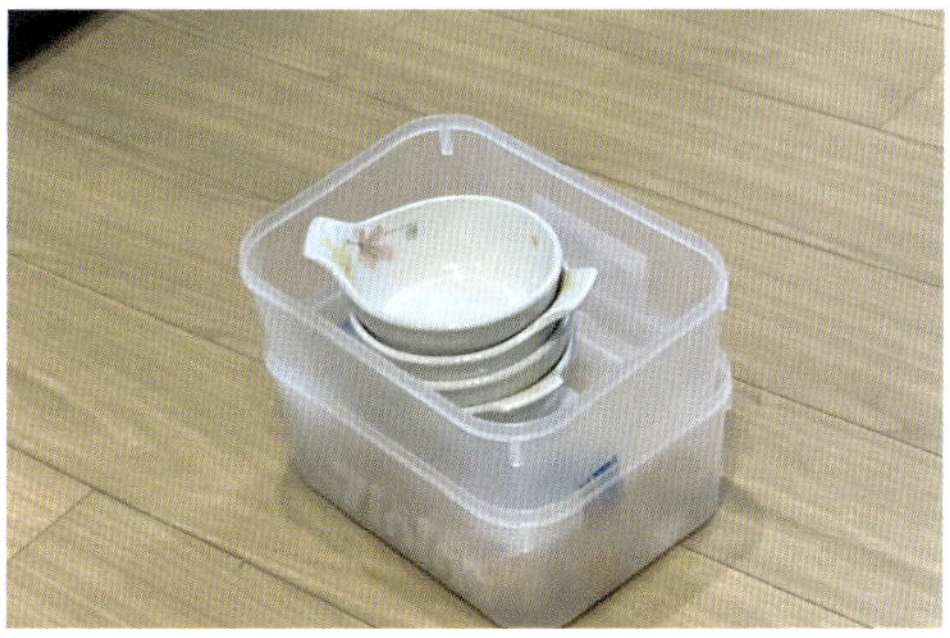

❻⑤の上に別のタッパーを重ね、食器などで重しをする。直射日光を避けることができる台所の隅などに保管する。

漬け込んでからおよそ1ヵ月後（梅漬け）

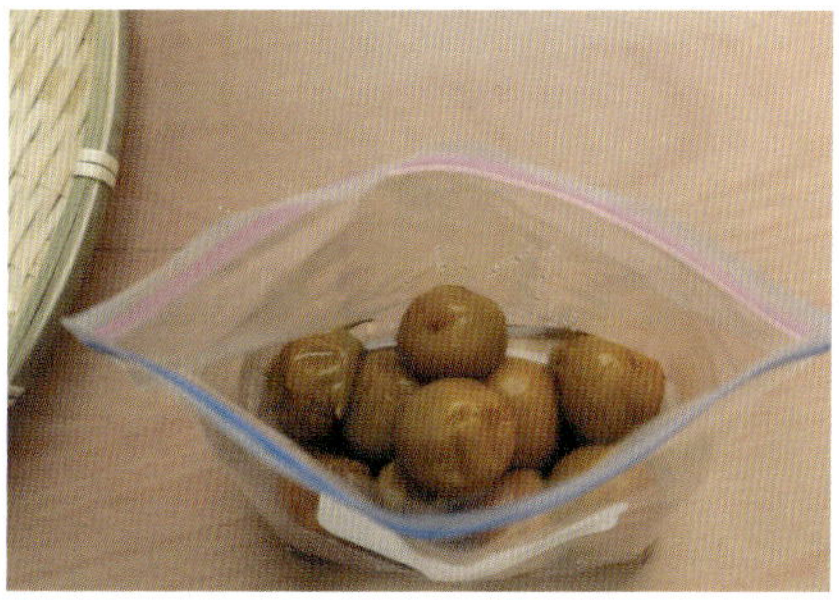

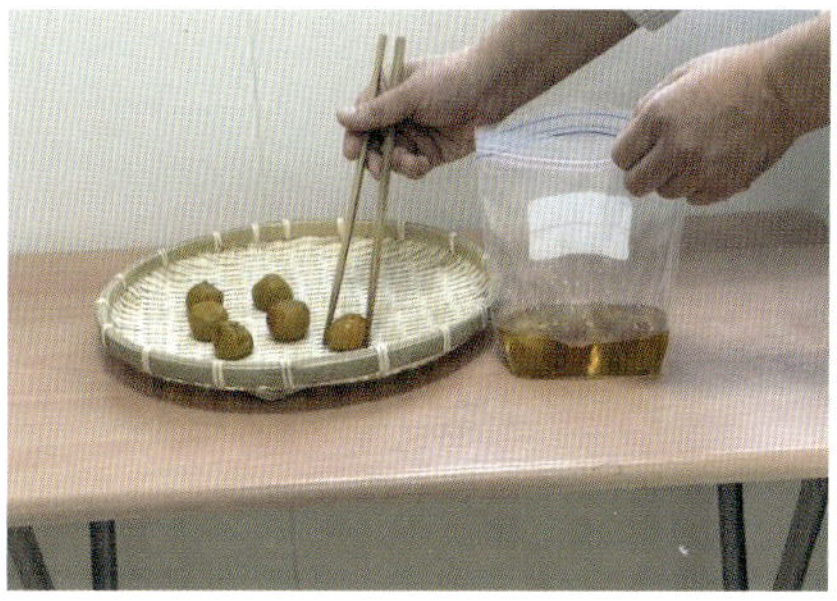

3～4日干したら「梅干し」完成!

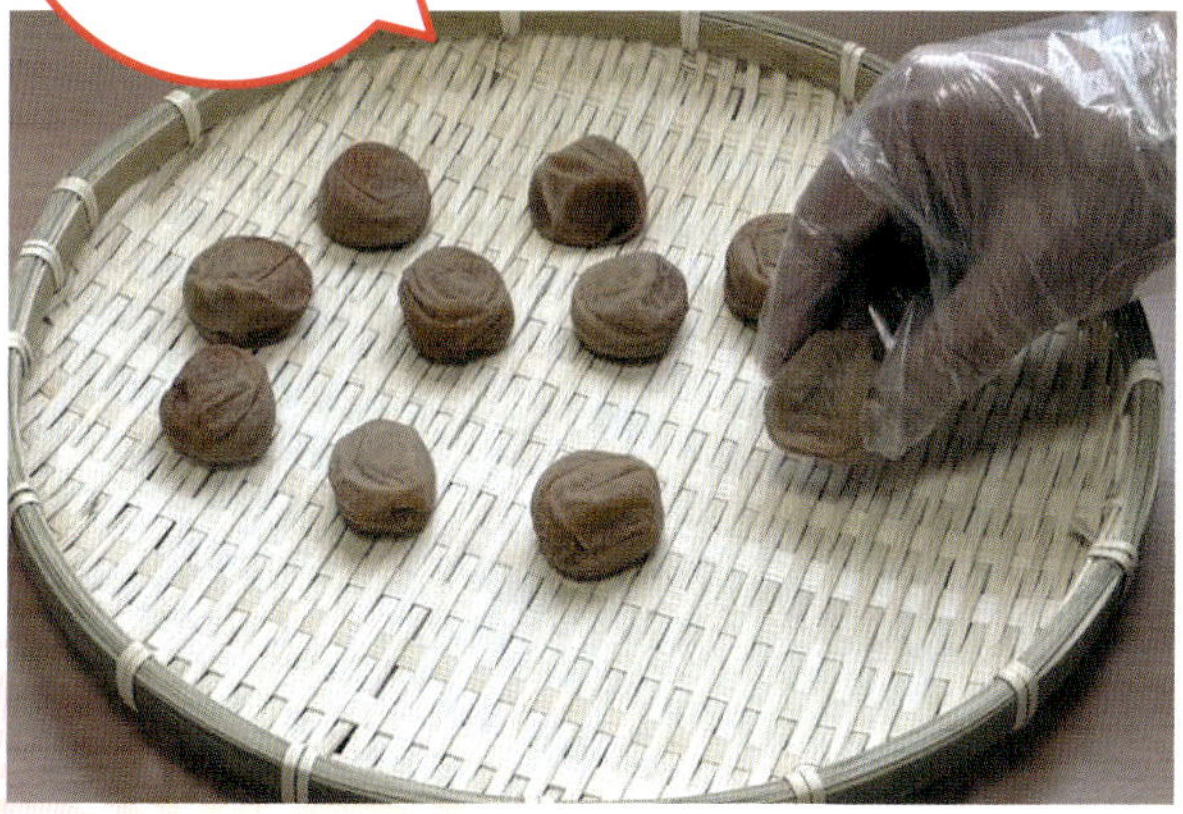

ポリ袋から梅を取り出し、梅同士が重ならない程度に間隔をあけてざるの上に並べる。陽の光が入る窓側に干し、朝と昼など１日２回程度は梅を裏返して、まんべんなく日光にあてる。

干す前の状態が**「梅漬け」**

干した後が**「梅干し」**

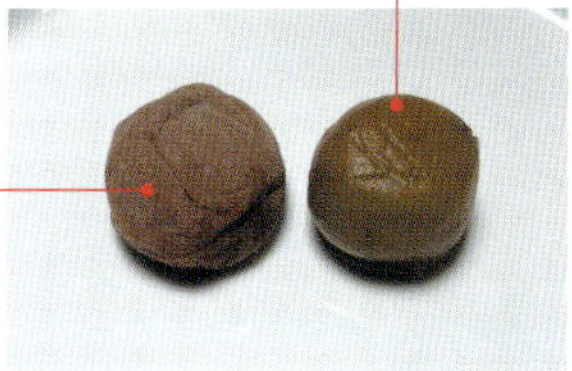

どちらもおいしくいただけます！

「梅干し博士」イチオシの梅しごとレシピ　**梅塩おにぎり編**

梅干しを作る過程で取れる梅酢の水分を飛ばしてできるのが「梅塩」。まろやかな塩味を楽しめます。

❶梅酢をバットに流し込む。（24cm×15cmのバットに梅酢100mLが目安）

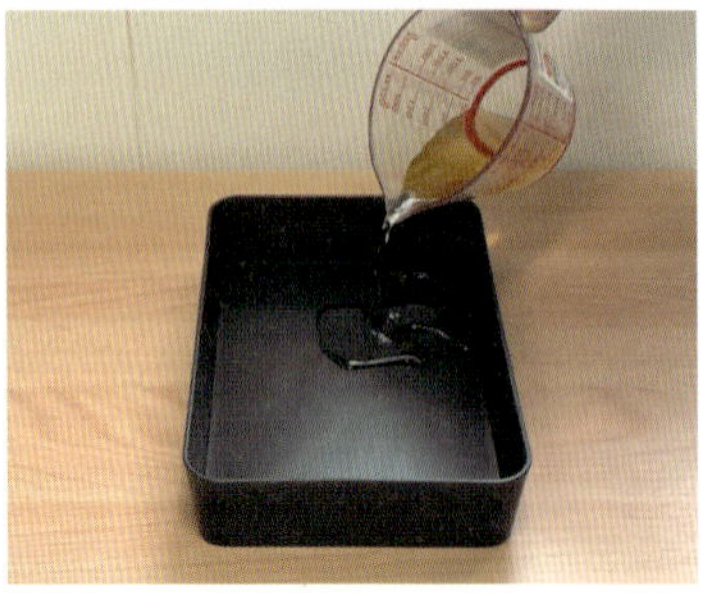

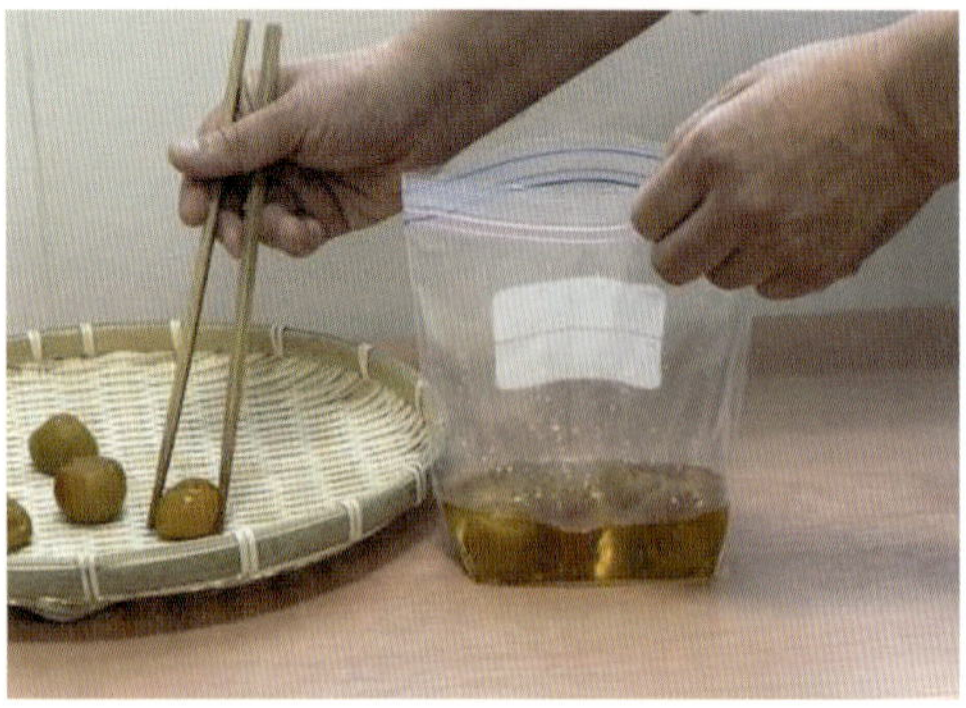

梅を漬けるときに出る水分が「梅酢」。（梅酢はペットボトルなどに入れ、常温で直射日光を避けて保管すること）

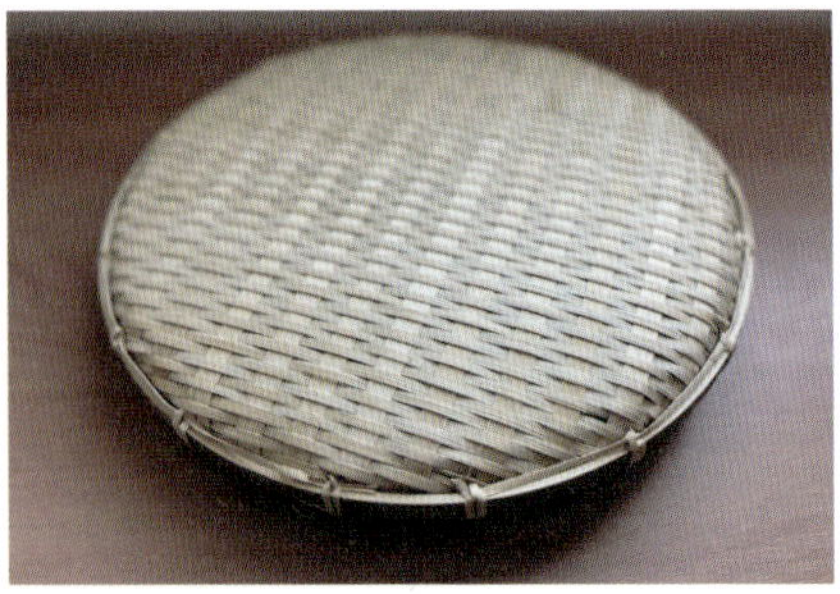

❷必要に応じてバットをざるで覆い、常温の室内に置く。（ほこりなどがあまり気にならない場所なら、ざるで覆わなくてもOK）

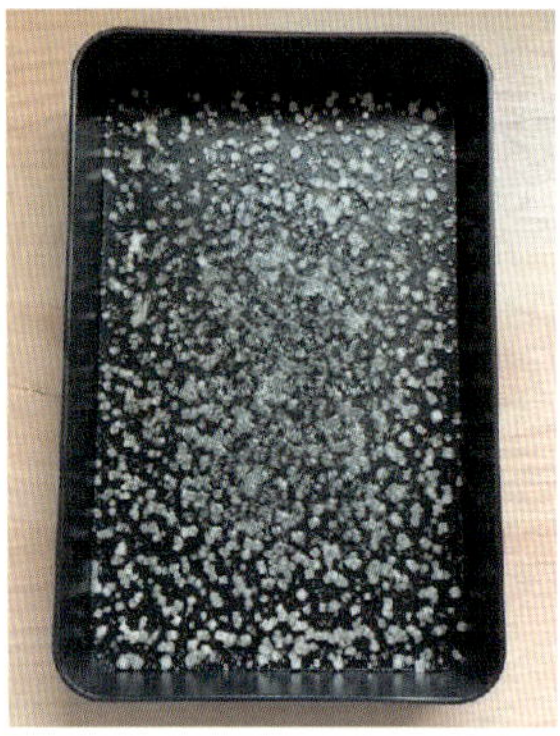

❸写真のように水分が飛んだら完成！　夏場は１日、寒い時期なら１～２日後が目安。

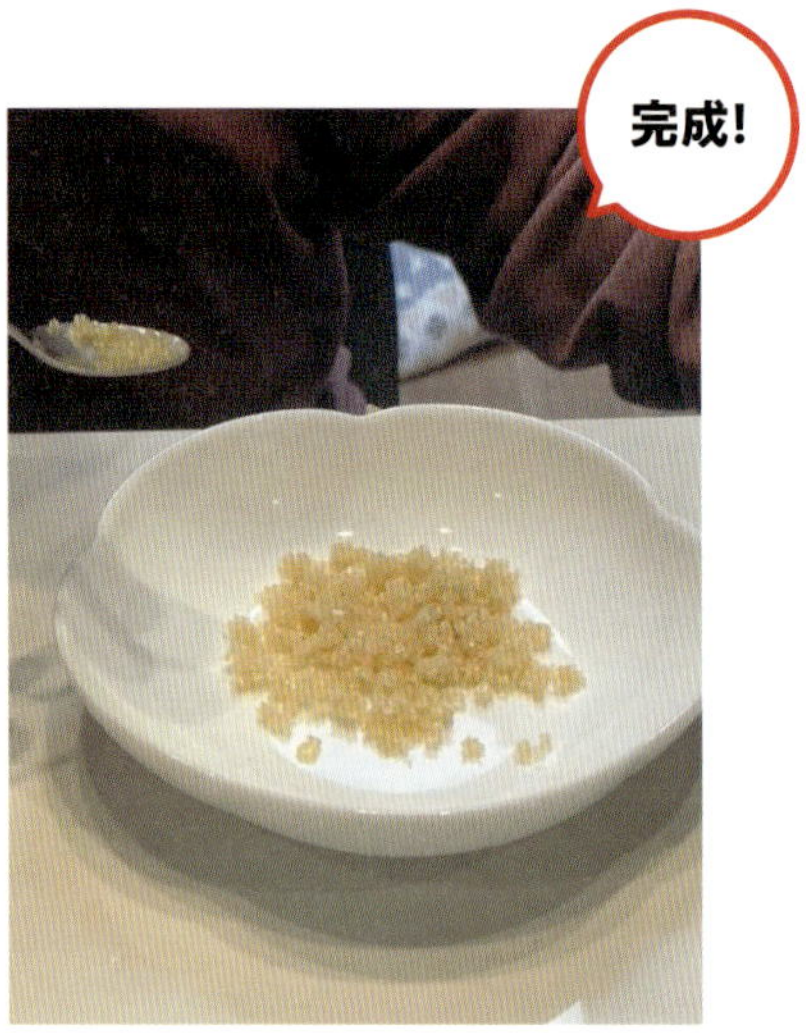

梅塩を手に広げて作る、梅干しを具にした「梅塩おにぎり」が絶品です!

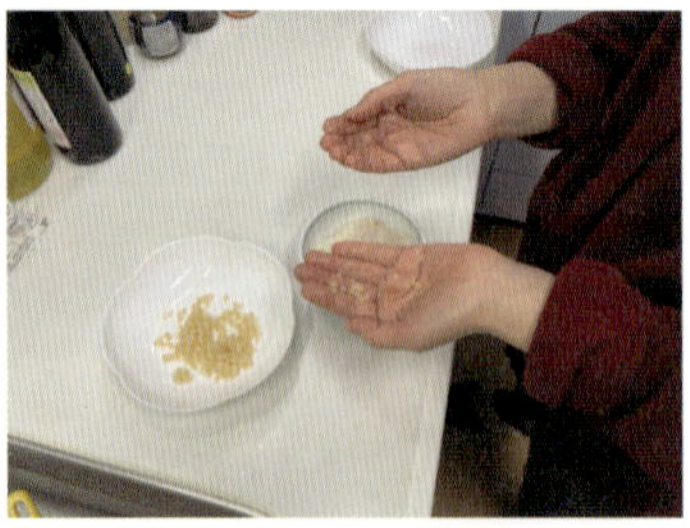

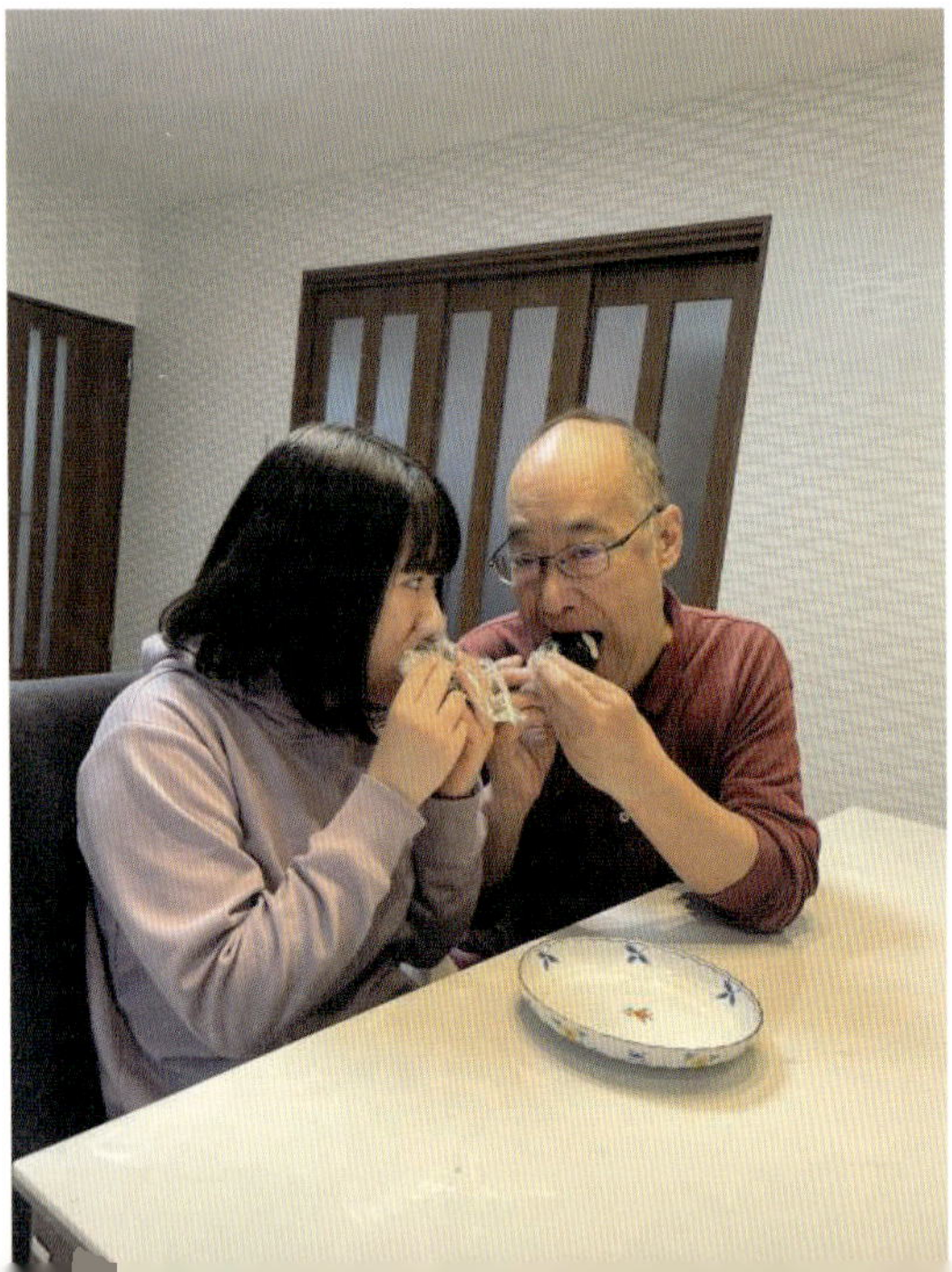

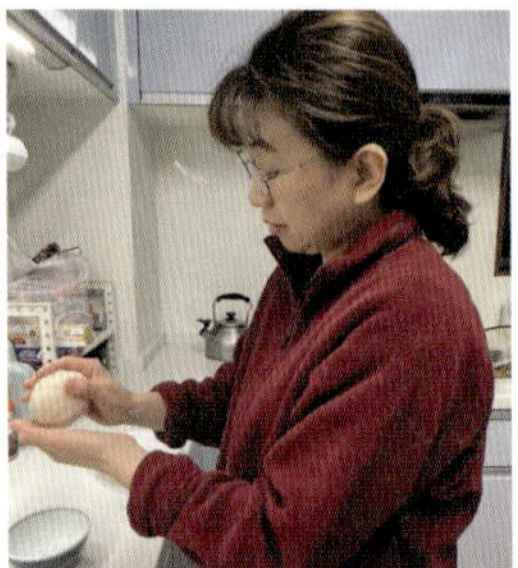

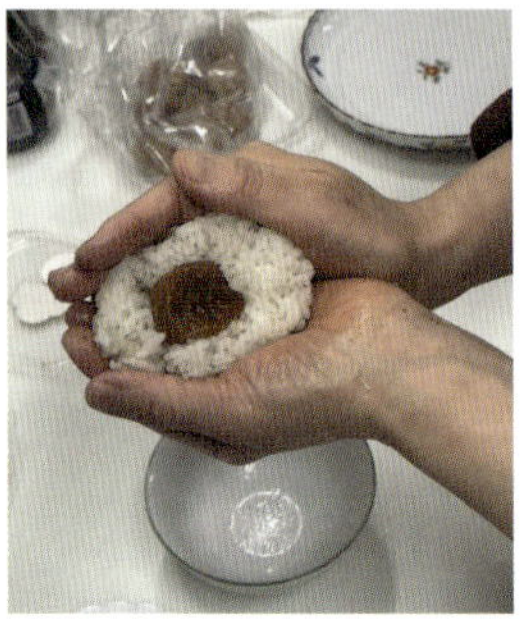

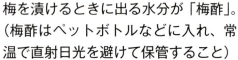

さわやかな酸味を感じられる! 梅ジュース編

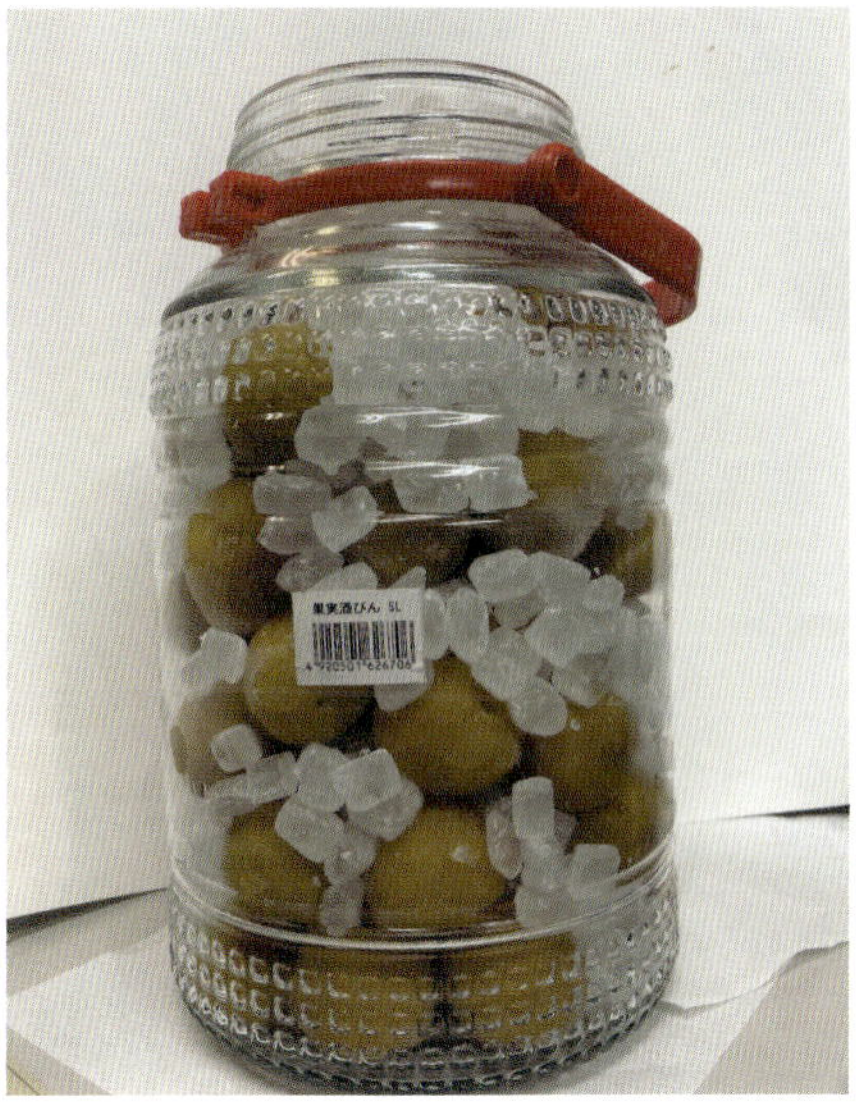

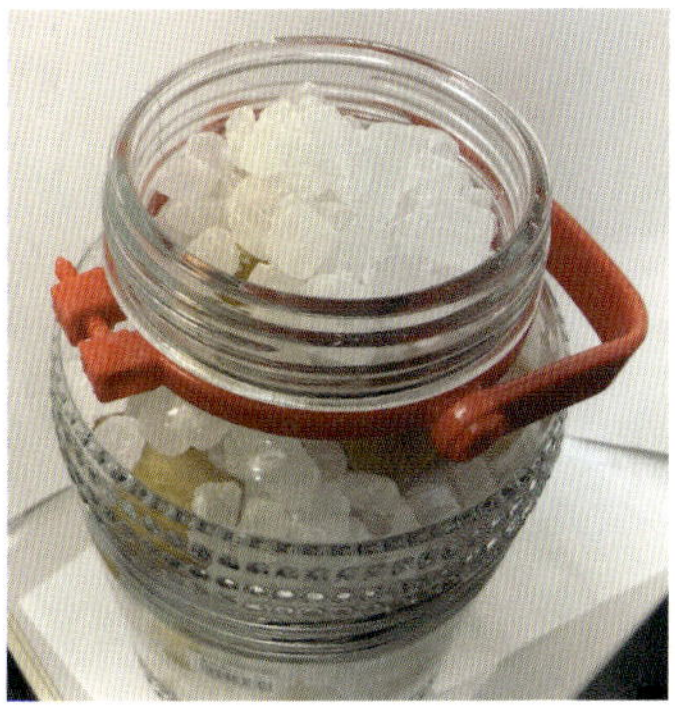

材料

完熟梅　500g
氷砂糖　500g
（梅と同量）
冷凍用の保存袋

初めは少ない量からチャレンジして、自分の味を見つけてください!

1ヵ月ほどで梅にシワが入るようになったら完成！
できあがった梅ジュースはびんなどの容器に移し替え、冷蔵庫で保存しましょう。

作り方

❶完熟した梅をボウルに入れて、水で２～３回洗う。
❷清潔なふきんかキッチンペーパーで梅の水けをふき取る。皮を傷つけないように竹串の先端でへたを取り除く。
❸②の梅を冷凍用保存袋に入れて口を閉じ、冷凍庫で一晩凍らさせる。
❹大きめの密閉びんに凍らせた梅と氷砂糖250gを入れて混ぜ合わせる。梅がびんの上から隠れるように残りの氷砂糖250gを入れる。
❺直射日光を避けることができる台所の隅など涼しい場所に保管。少しずつ水分が出てきたら、１日２回ほどかき混ぜる。

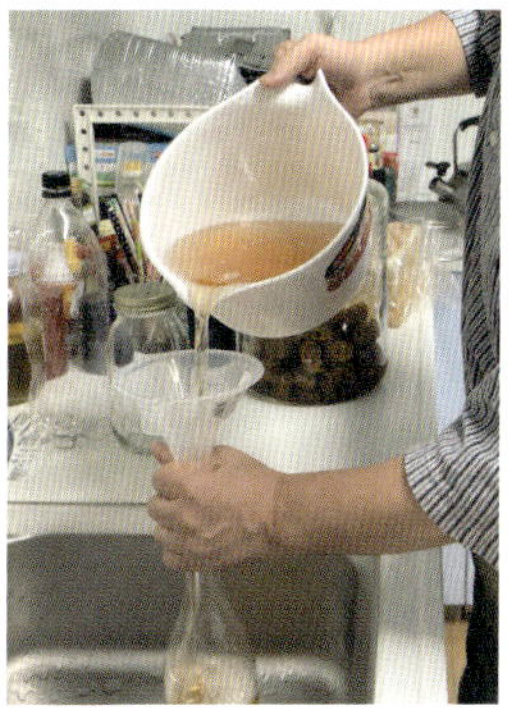

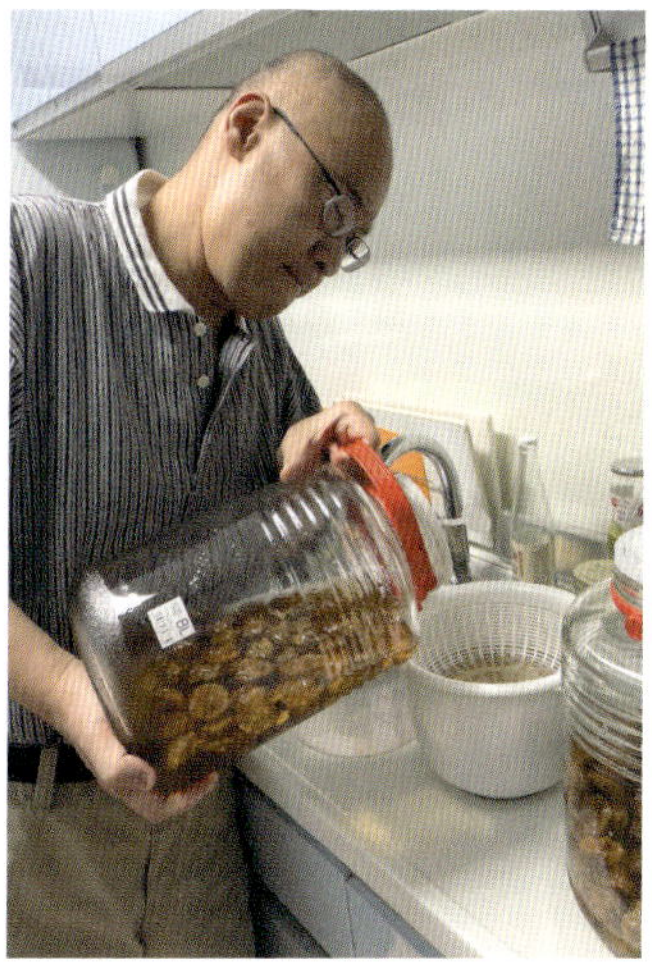

水や炭酸水で３～５倍にわって飲むのがおすすめ！

コクのある味を楽しめる　梅酒編

作り方

❶完熟した梅をボウルに入れて、水で２～３回洗う。
❷清潔なふきんかキッチンペーパーで梅の水けをふき取る。皮を傷つけないように竹串の先端でへたを取り除く。
❸大きめの密閉びんに梅と氷砂糖を入れて混ぜ合わせ、焼酎を注ぐ。
❹直射日光を避けることができる台所の隅など涼しい場所にそのまま保管する。

材料

完熟梅　500g
氷砂糖　200g
焼酎　400mL

3ヵ月ほど漬け込んだら完成!
時間がたてばたつほどコクのある梅酒を楽しめます。

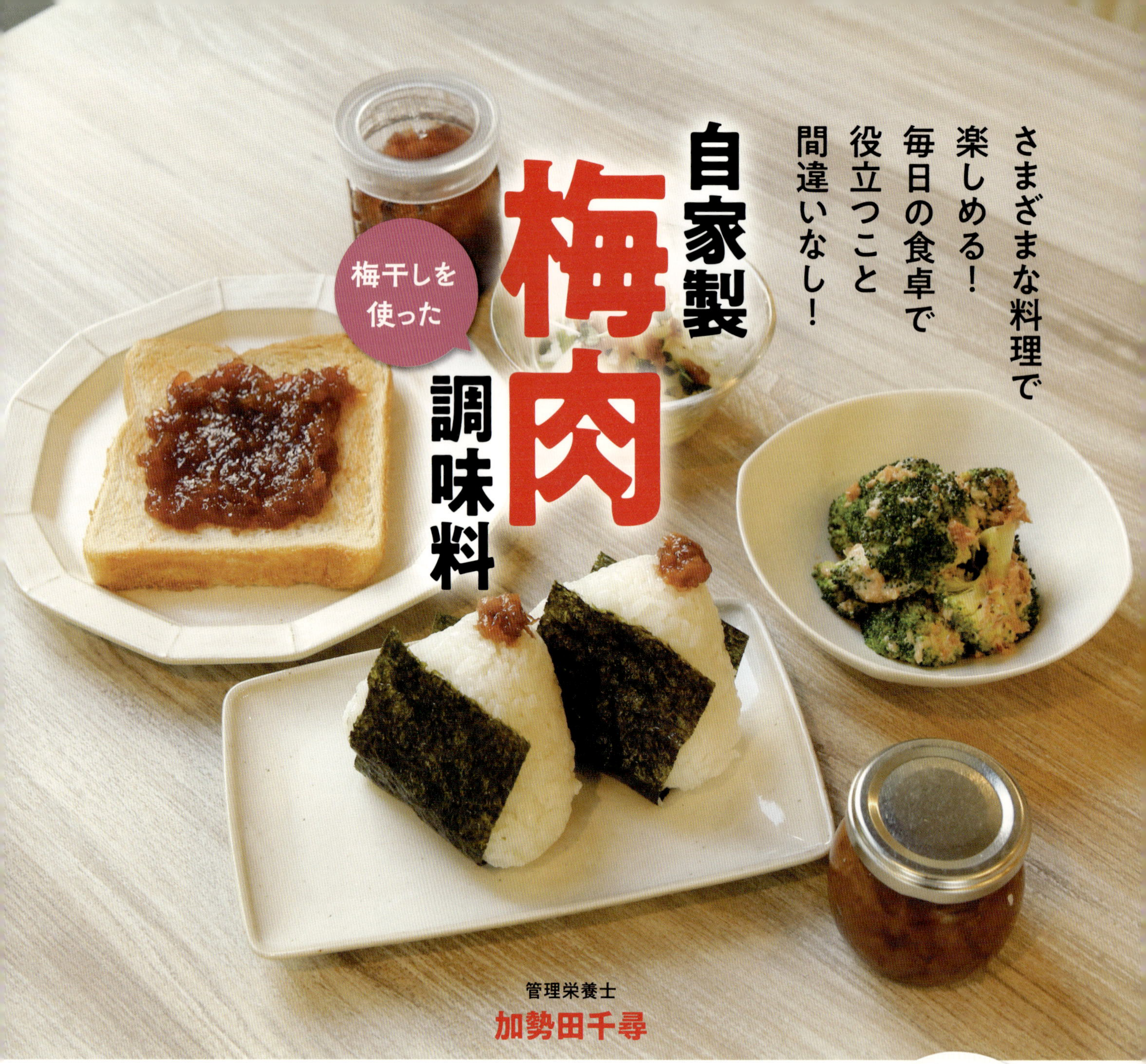

さまざまな料理で楽しめる！
毎日の食卓で役立つこと間違いなし！

梅干しを使った

自家製 梅肉 調味料

管理栄養士
加勢田千尋

まな板を汚さない！梅肉の作り方

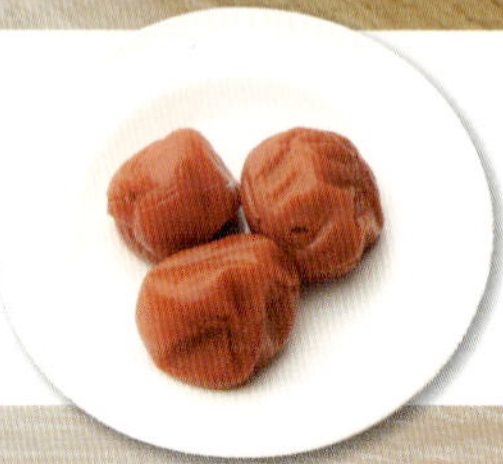

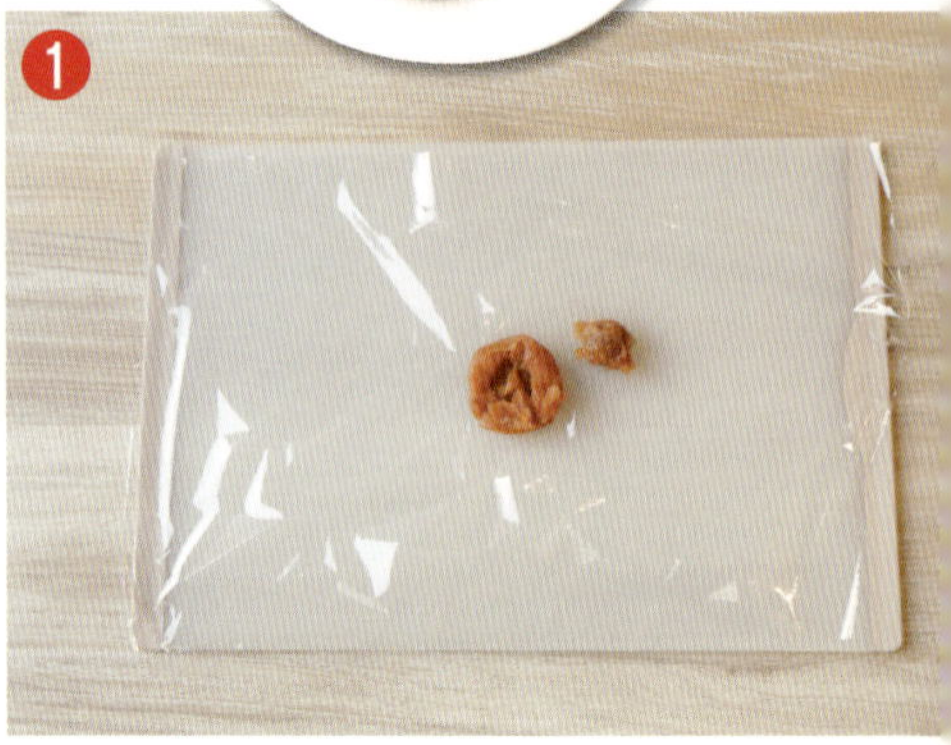

①

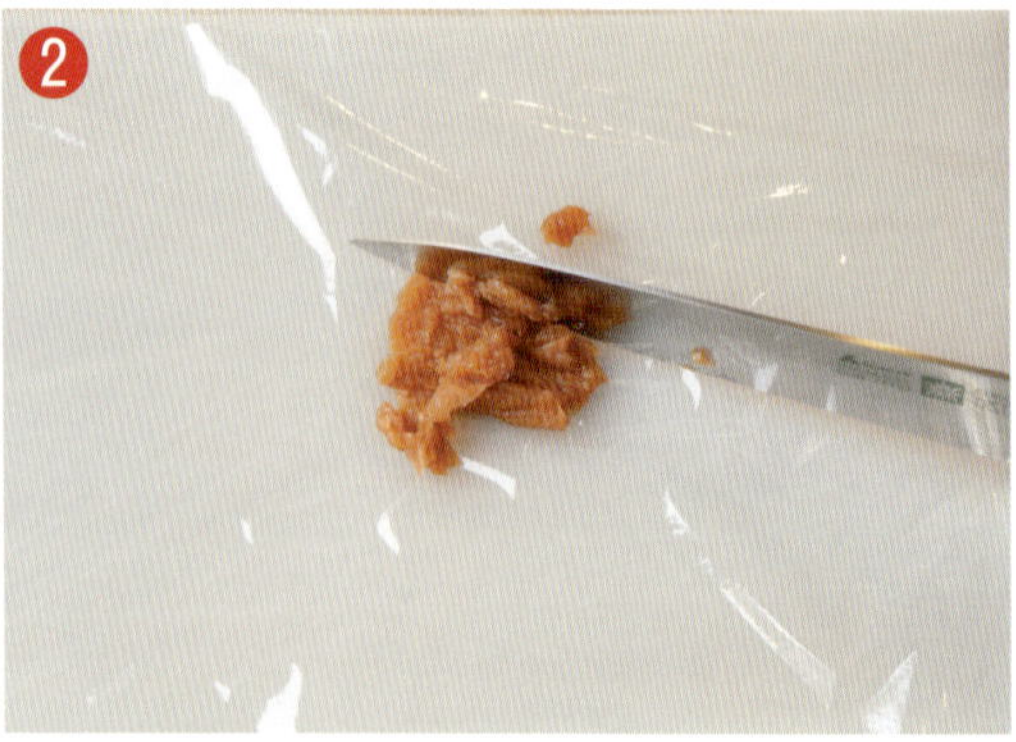

②

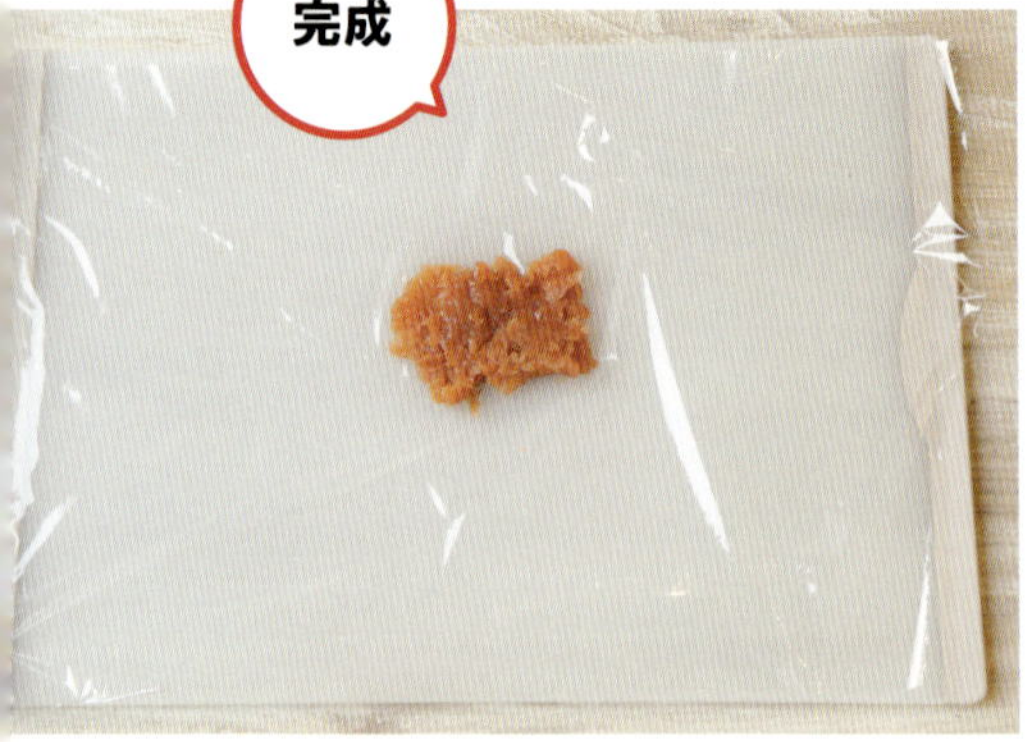

完成

作り方

❶まな板の上にラップを広げて梅干しをのせ、種を取り除く
❷ラップの上で梅干しの果肉を包丁でたたく

梅ドレッシング

サラダにかけるのはもちろん
冷ややっこやパスタソースに活用してもおいしい

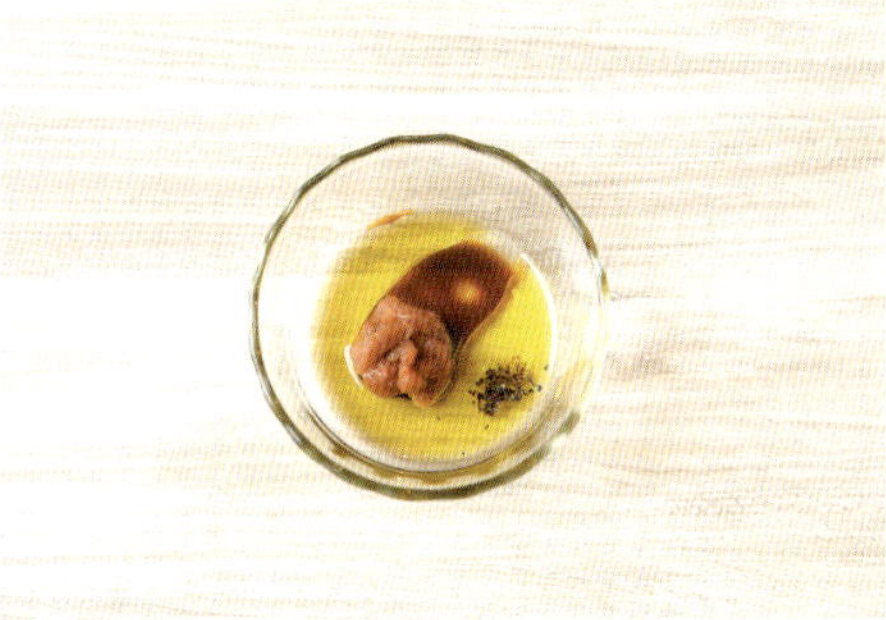

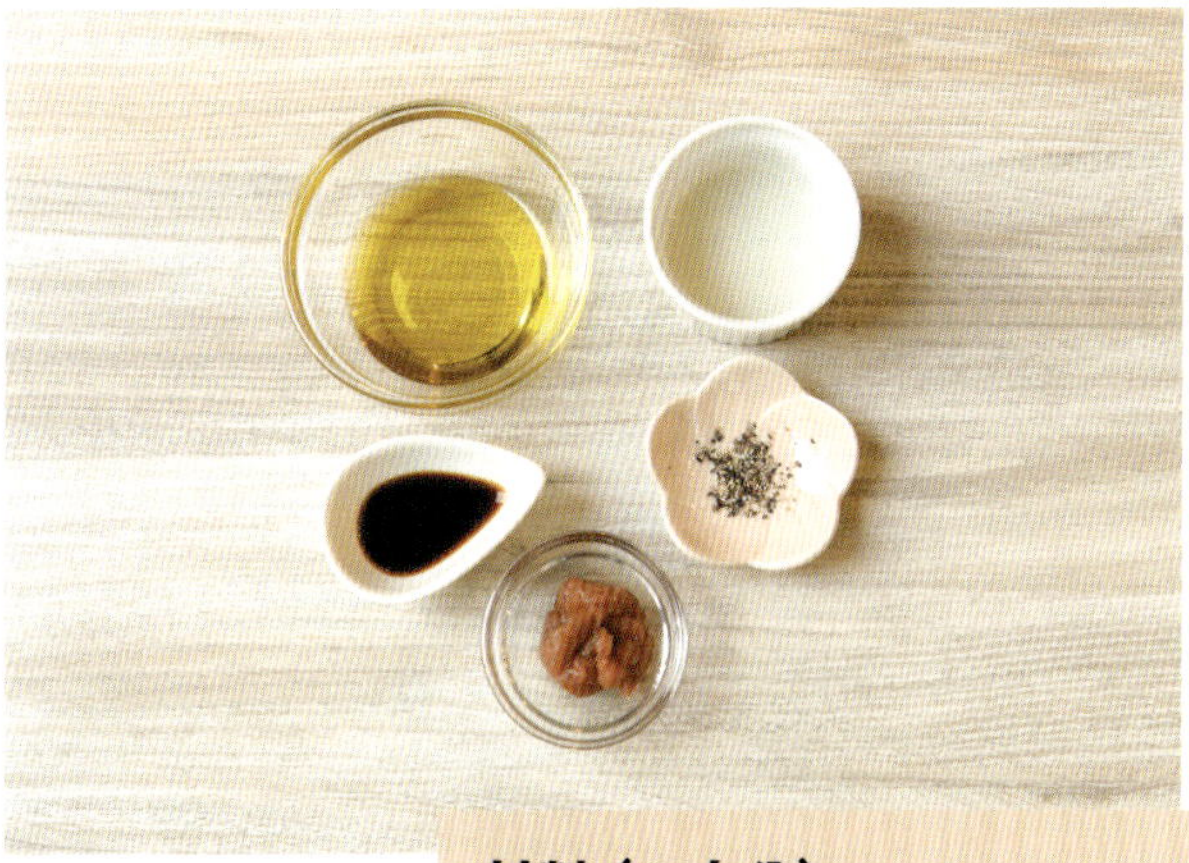

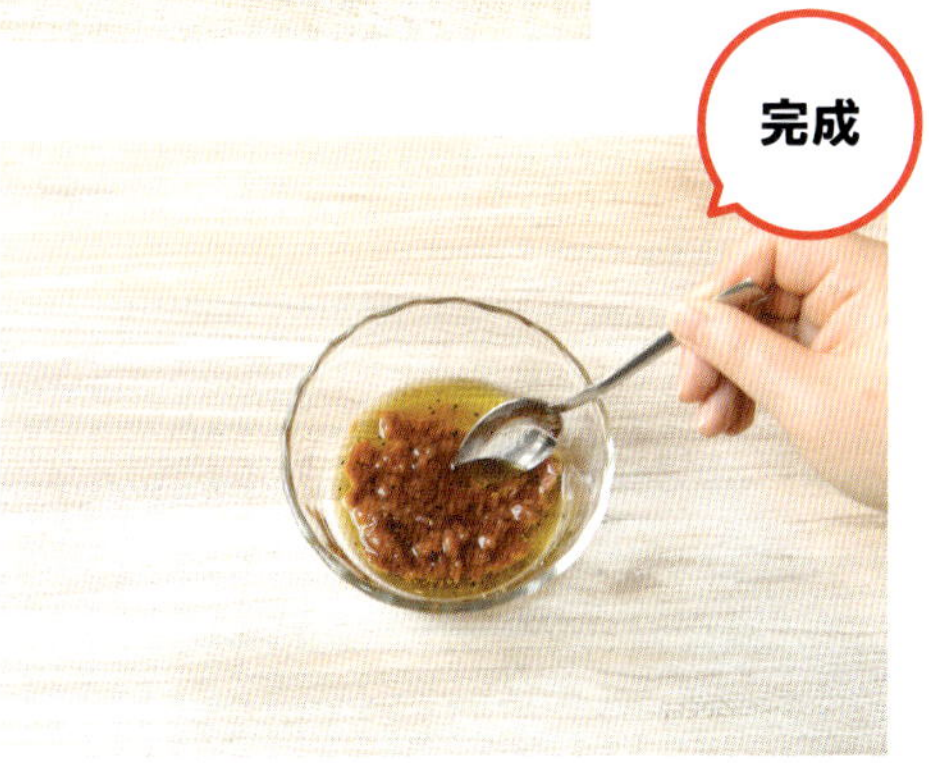

材料（２人分）

減塩梅干し　１粒
オリーブオイル　大さじ２
しょうゆ　小さじ１／２
レモン汁　小さじ１
コショウ　少々

作り方

❶梅干しの種を取り除き果肉を包丁でたたく
❷①とオリーブオイル、しょうゆ、レモン汁、コショウをよく混ぜる

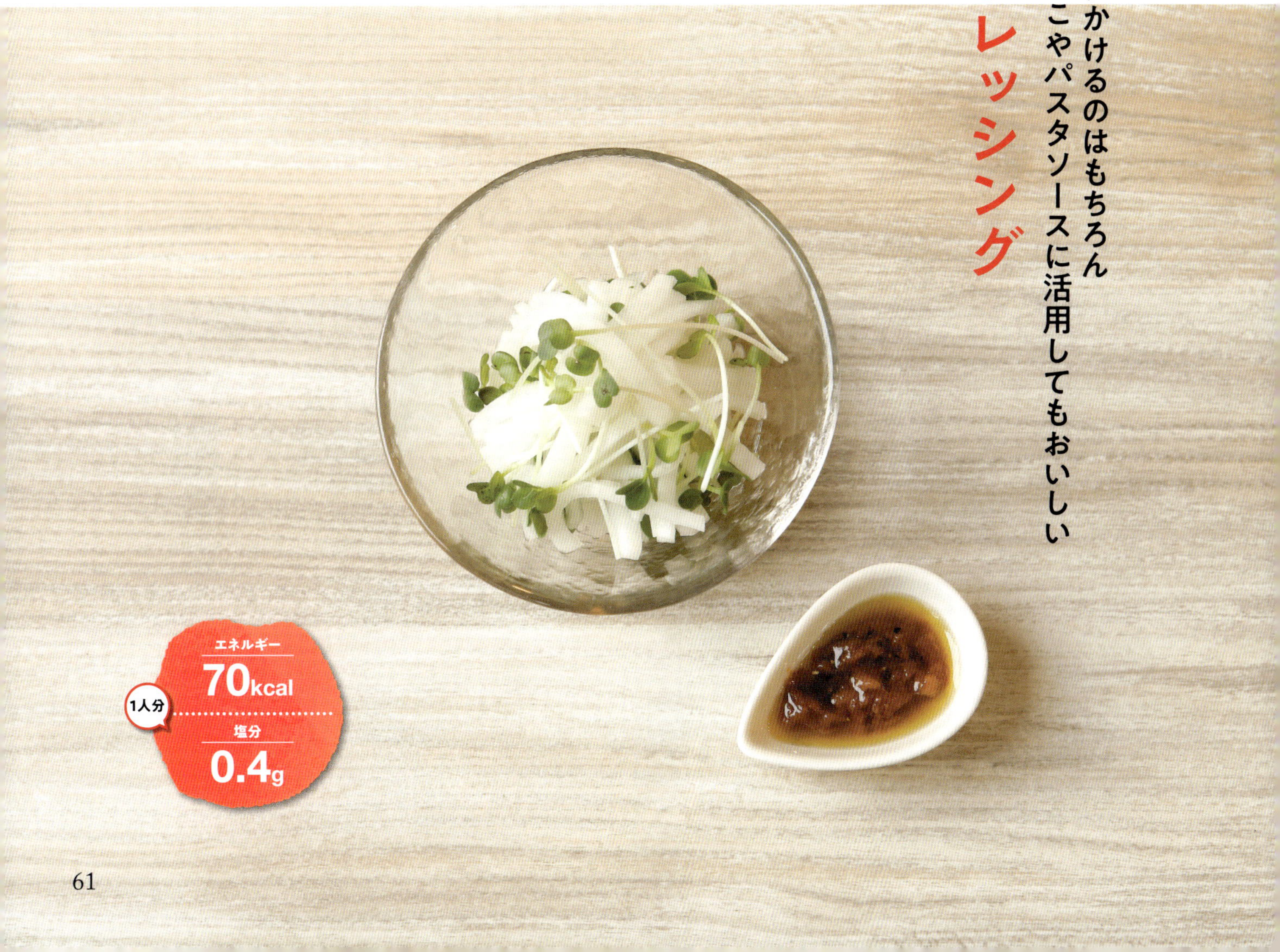

1人分
エネルギー 70kcal
塩分 0.4g

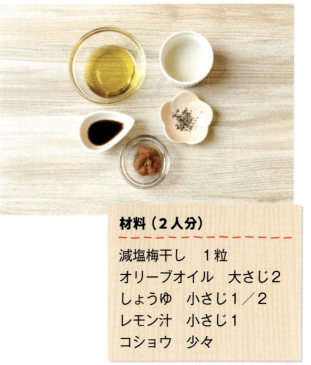

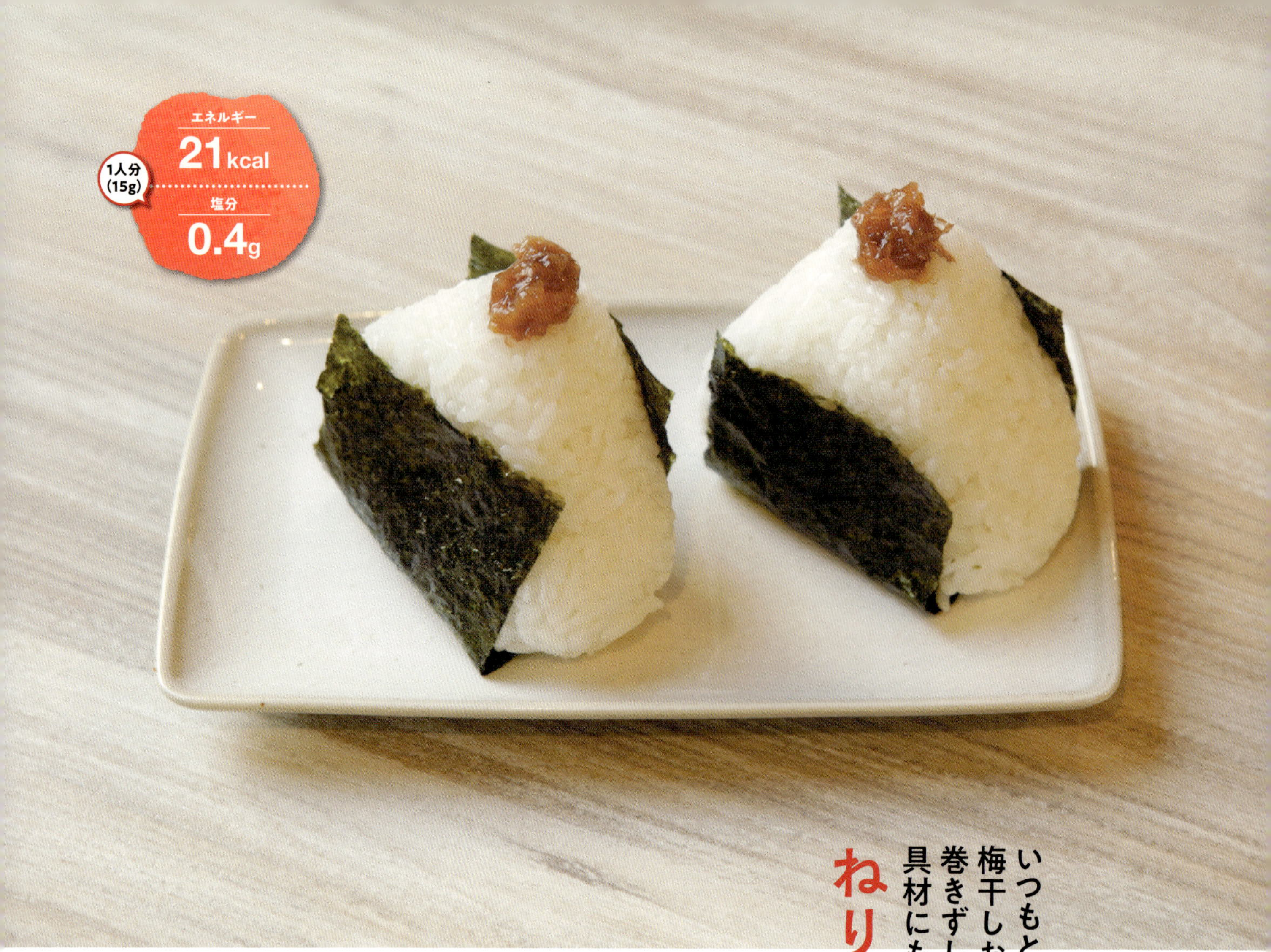

1人分（15g）
エネルギー 21kcal
塩分 0.4g

ねり梅

いつもと違う
梅干しおにぎりに！
巻きずしやお茶漬けの
具材にもおすすめ

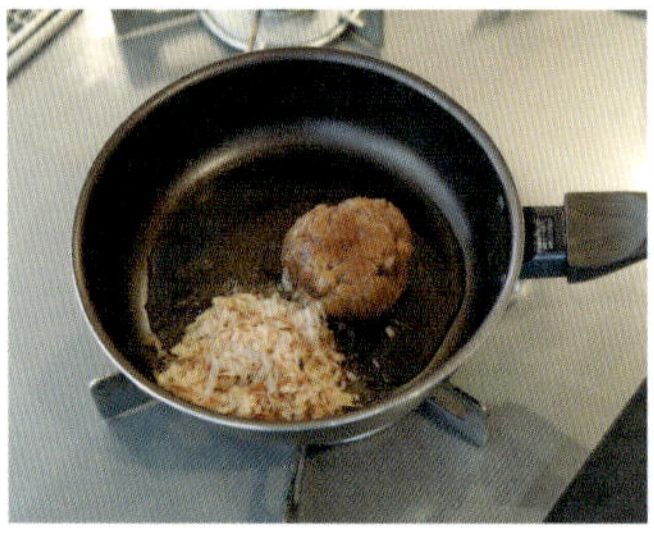

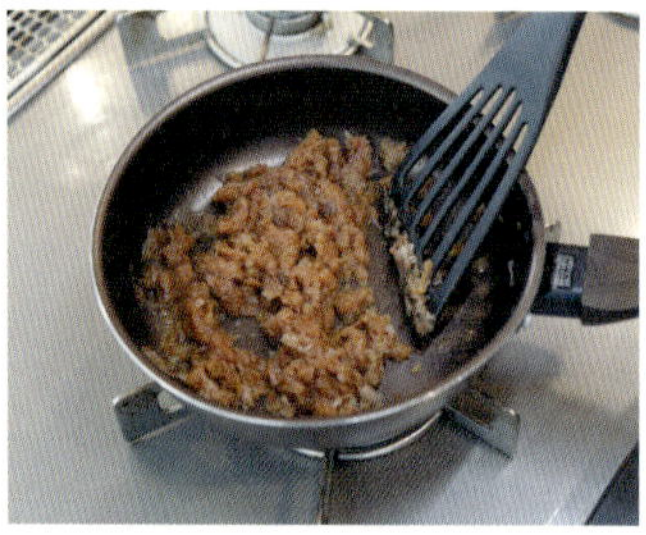

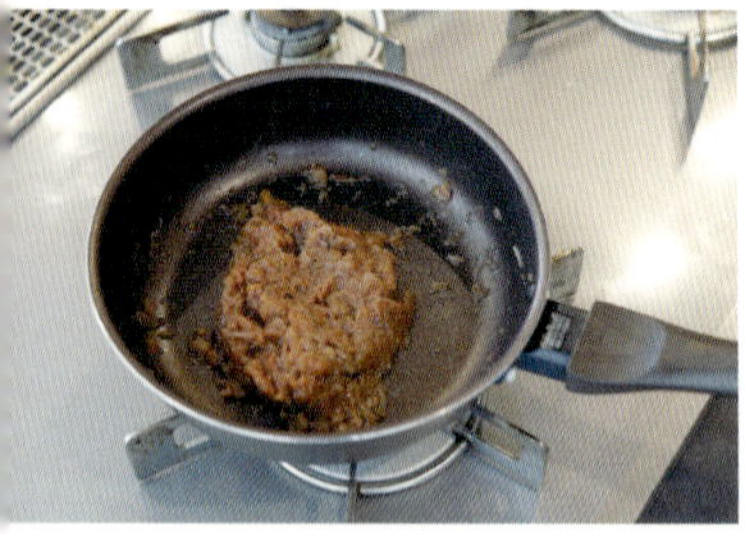

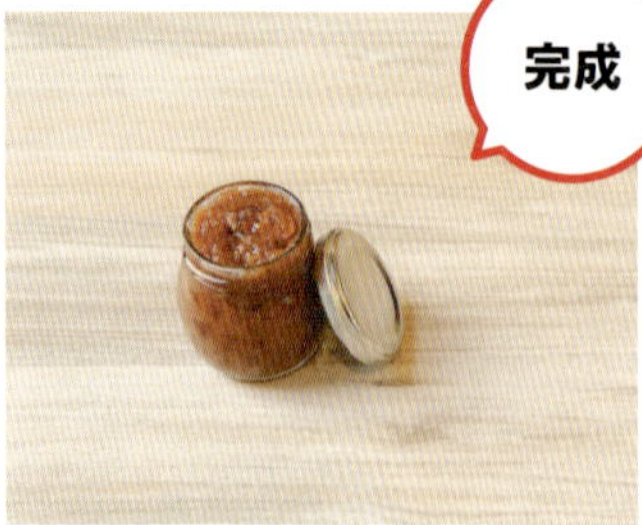

完成

材料（作りやすい分量）

減塩梅干し　10粒
かつおぶし　2パック（5g）
本みりん　大さじ1と1／2
酒　大さじ2

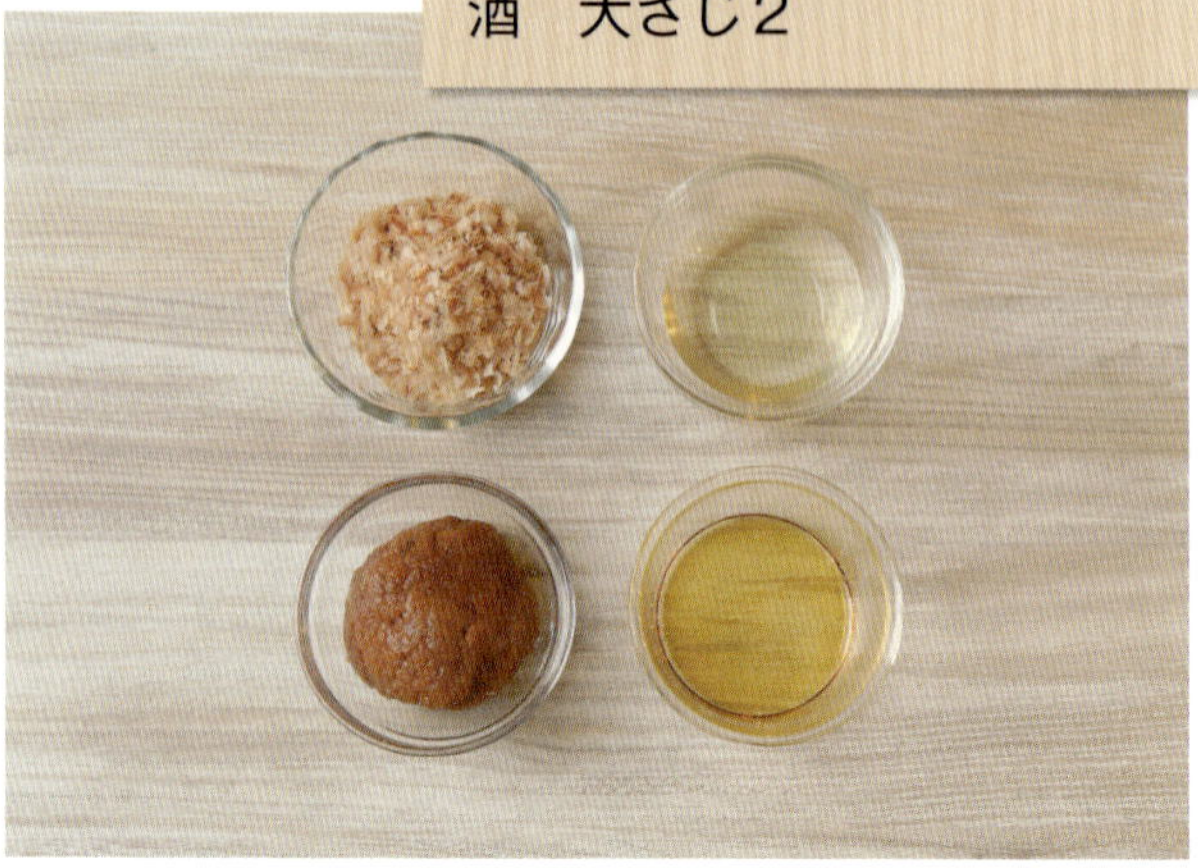

作り方

❶梅干しの種を取り除き果肉を包丁でたたく
❷フライパンに①、かつおぶし、本みりん、酒を入れて強火にかける
❸沸騰したら弱火にし、粘りけが出るまでかき混ぜながら水分を飛ばす

梅マヨネーズ

ブロッコリーにあえて梅の酸味がさわやかに！
魚介フライのソースにも使える

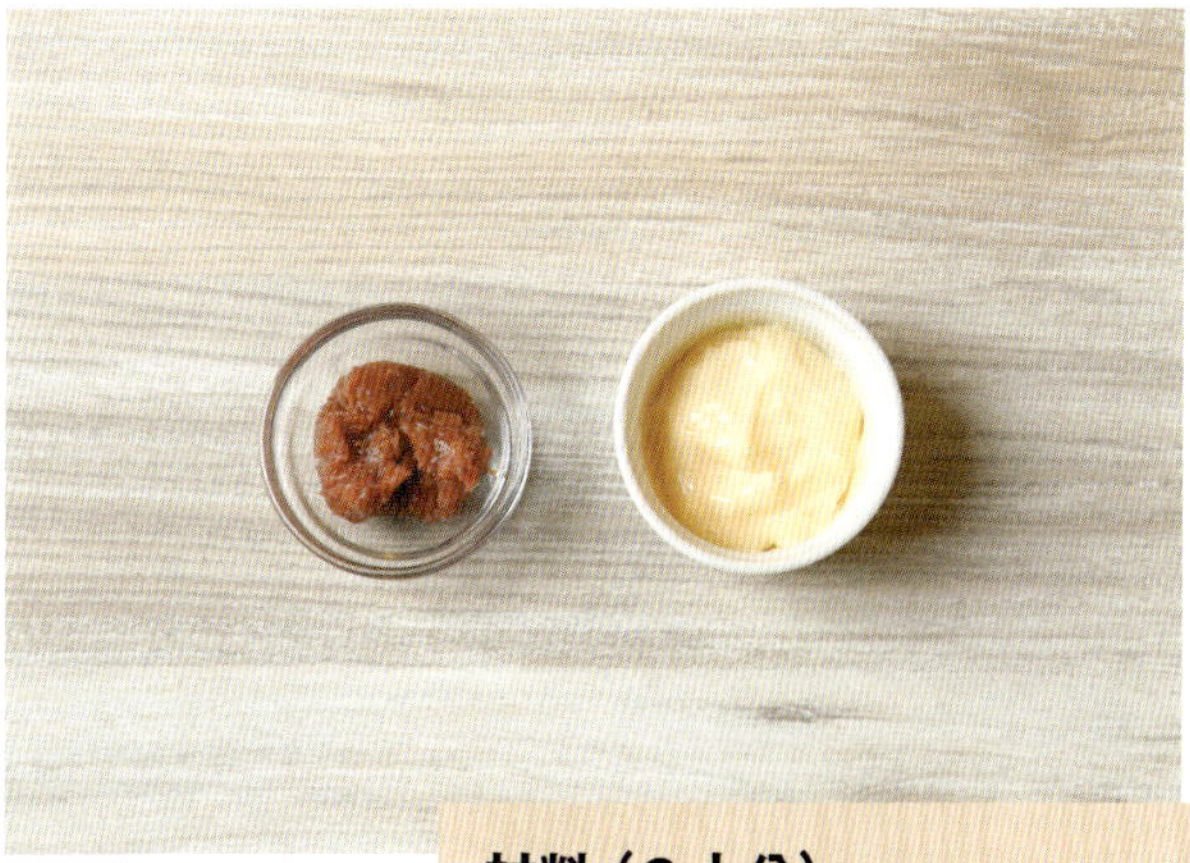

材料（2人分）

減塩梅干し　2粒
マヨネーズ　大さじ2

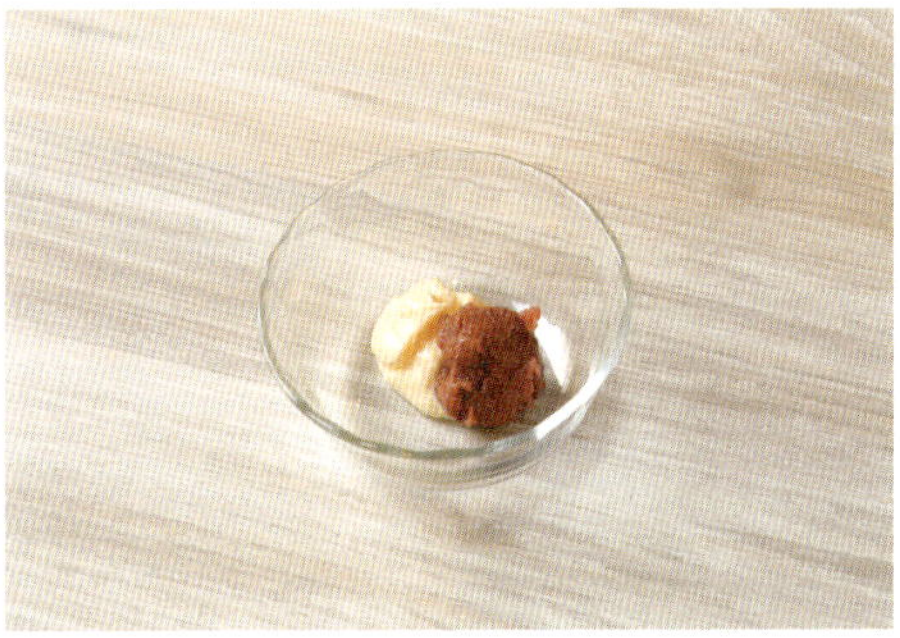

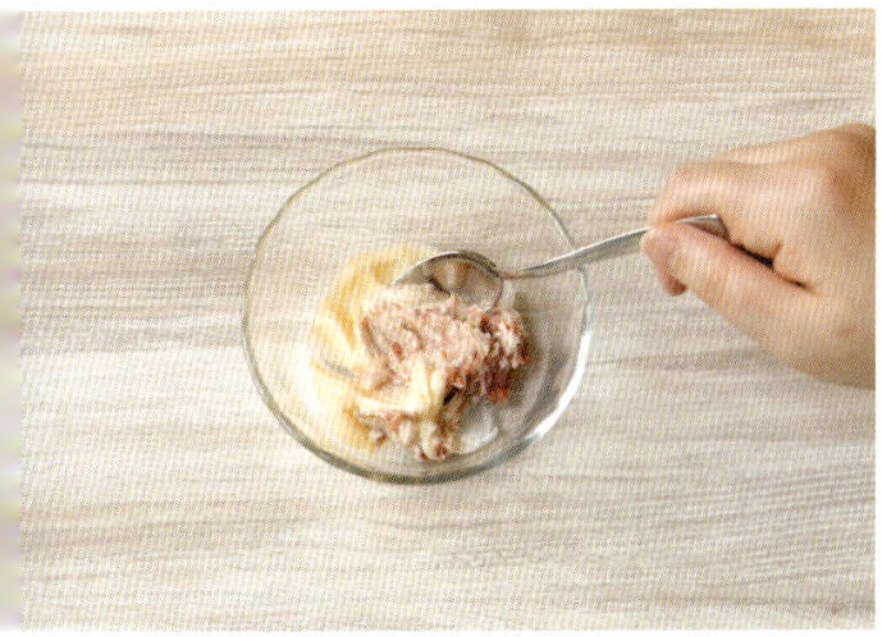

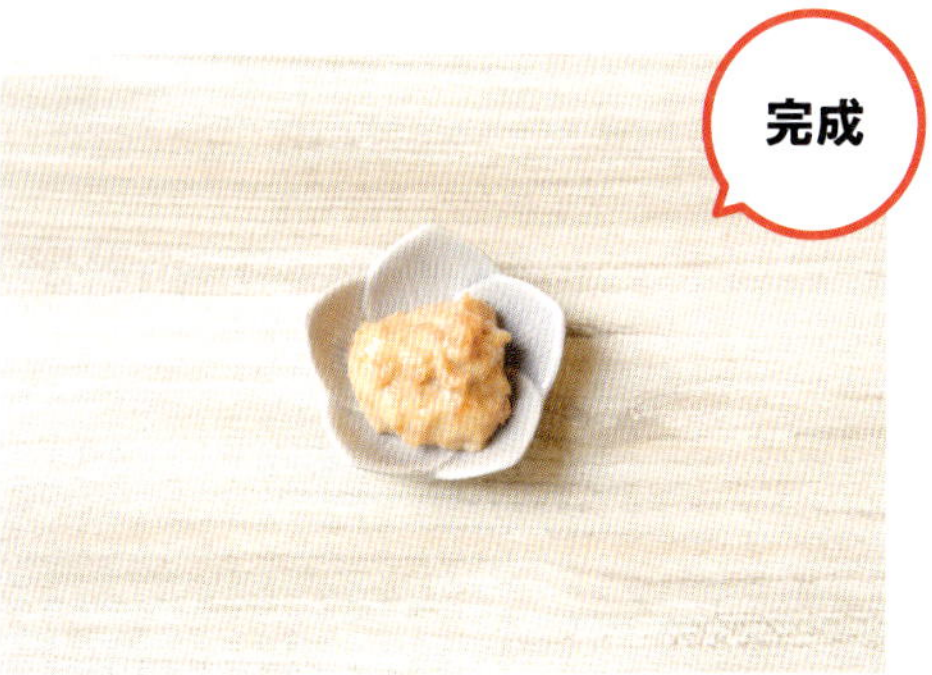

作り方

❶梅干しの種を取り除き果肉を包丁でたたく
❷①とマヨネーズを混ぜ合わせる

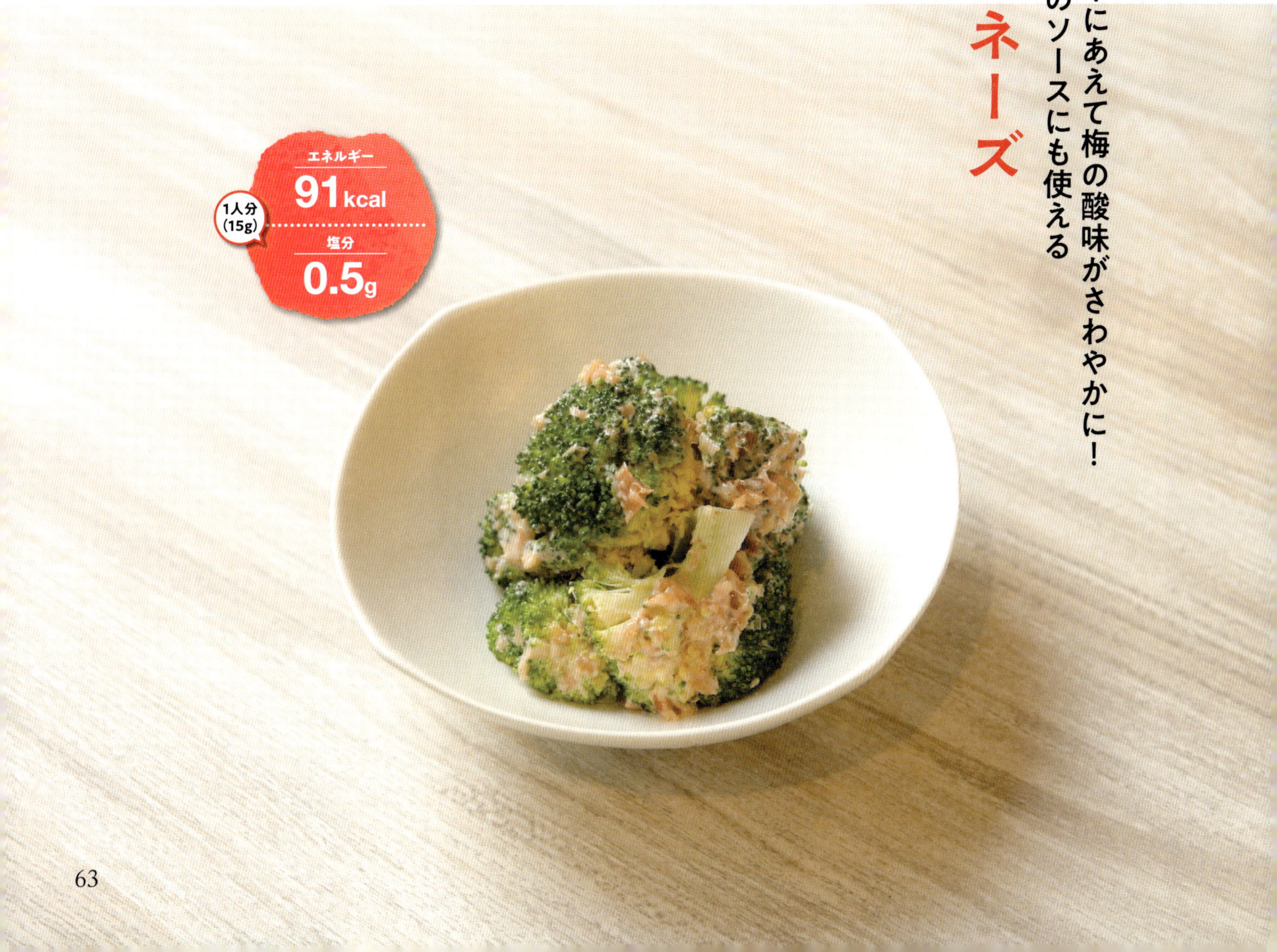

1人分（15g）
エネルギー 91kcal
塩分 0.5g

梅ジャム

梅の甘ずっぱさがたまらない！
トーストのほかヨーグルトにも！

1人分(15g)
エネルギー 51kcal
塩分 0.3g

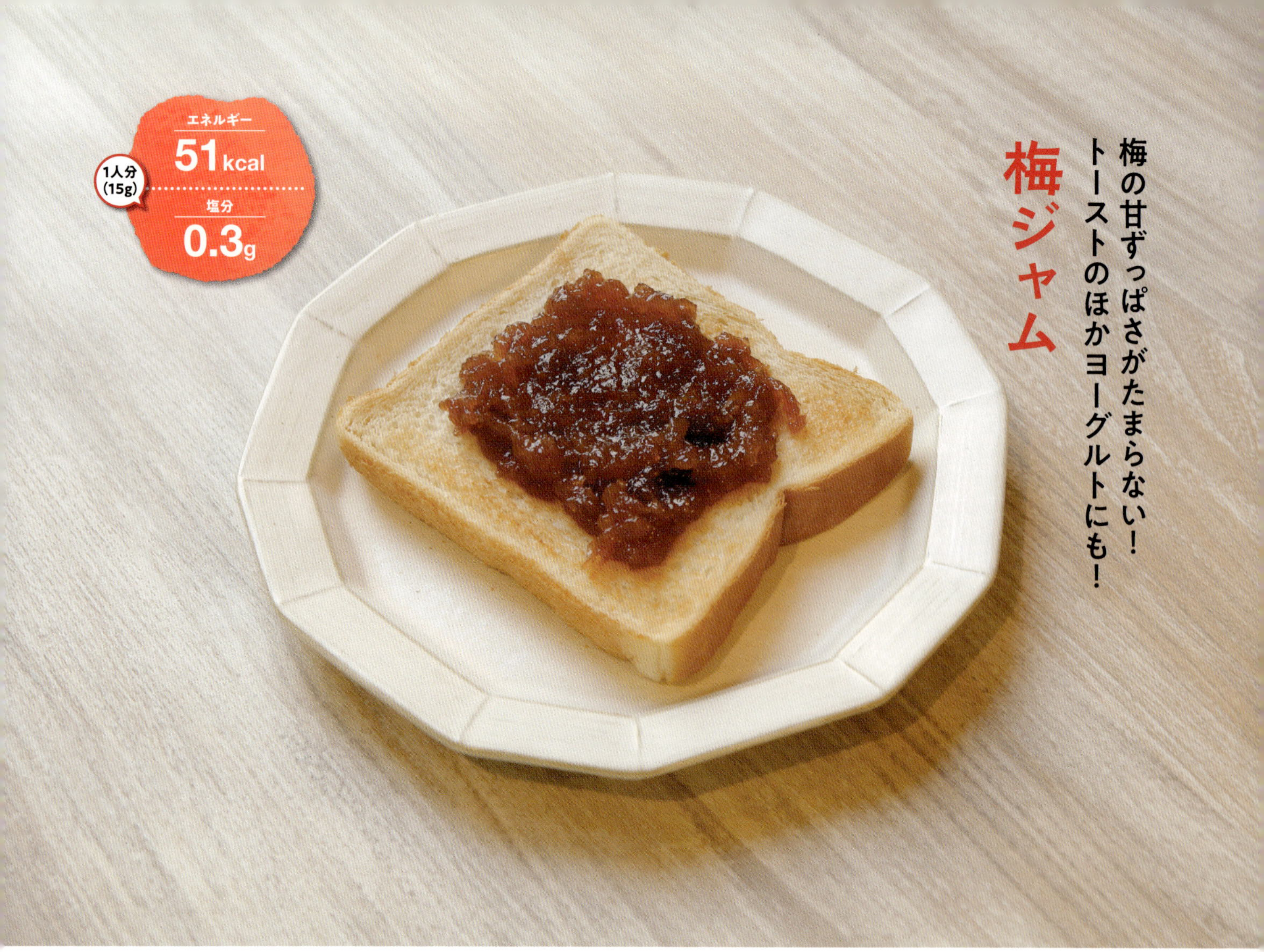

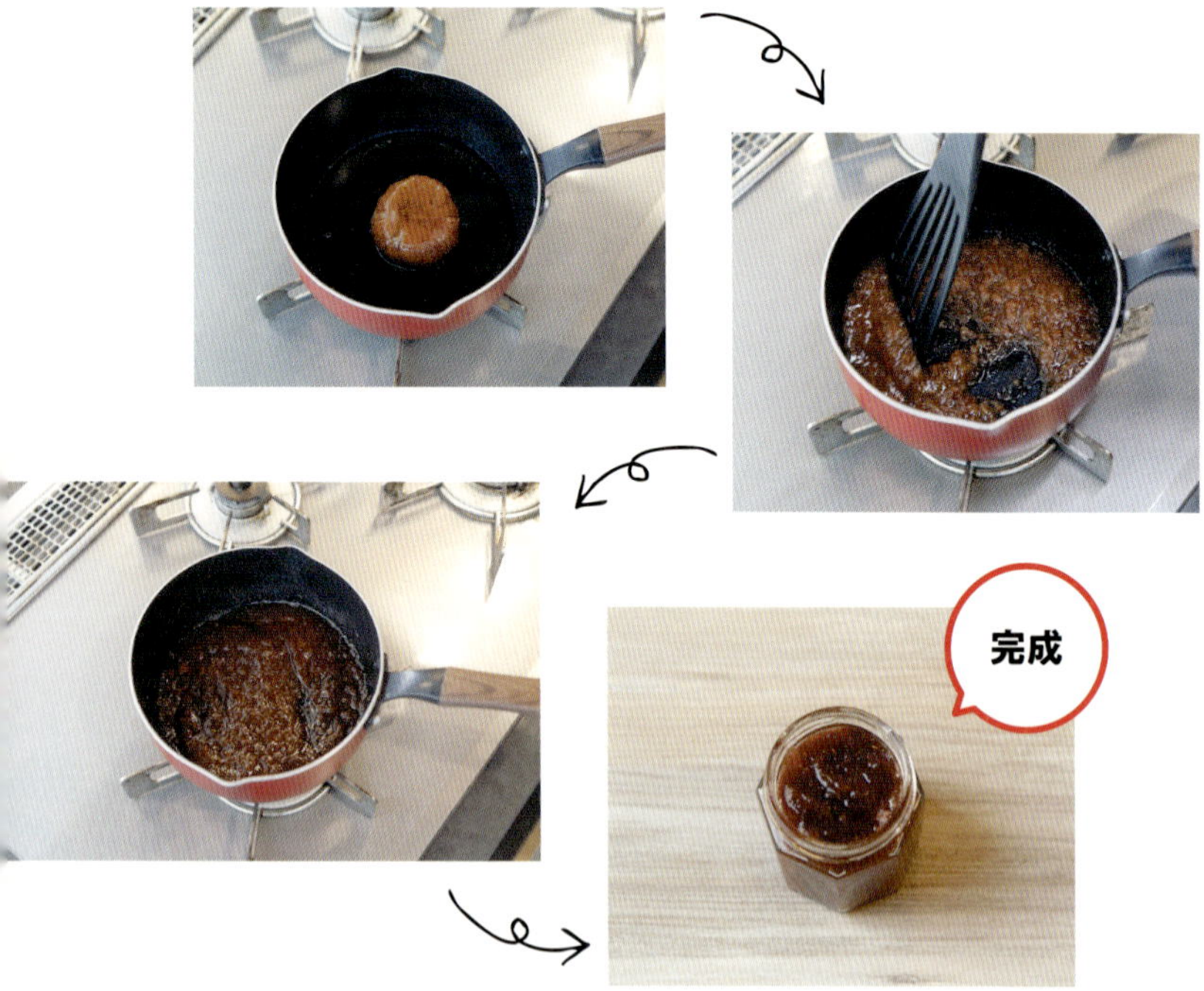

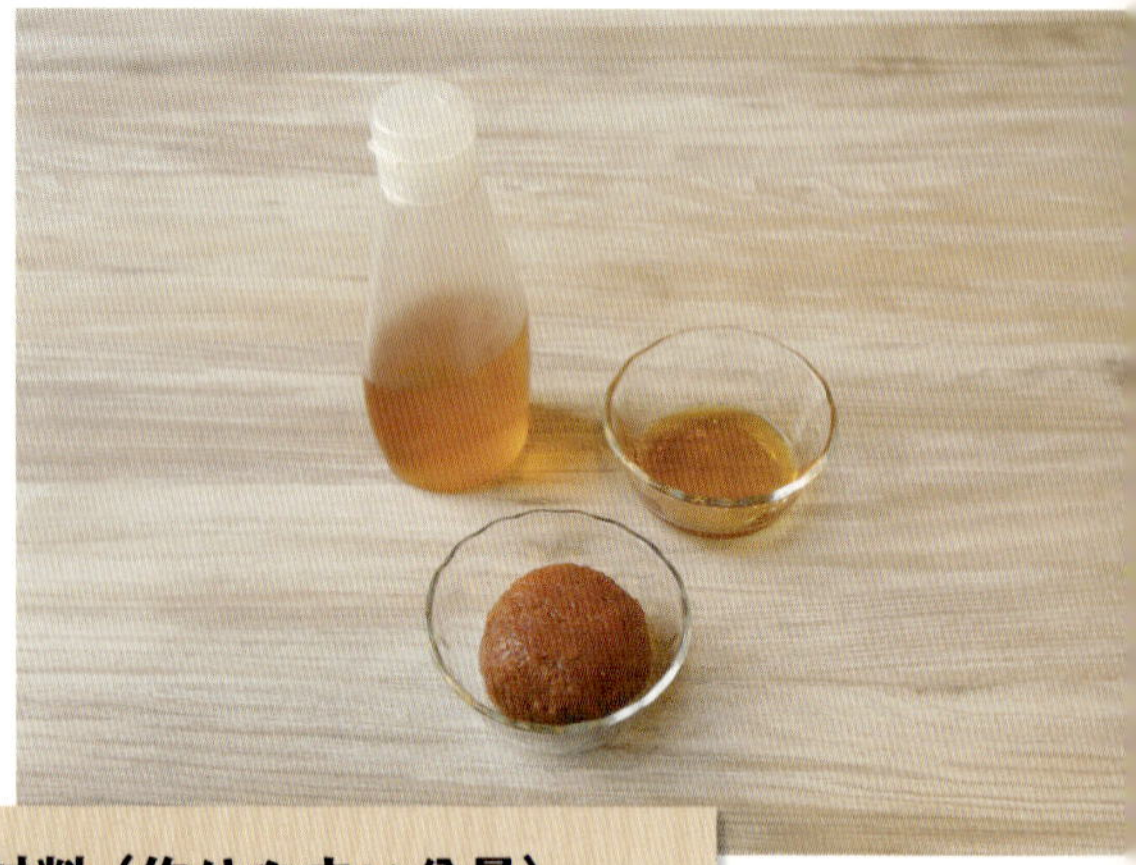

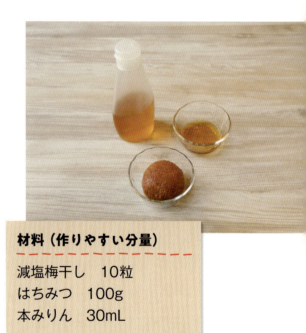

材料（作りやすい分量）

- 減塩梅干し　10粒
- はちみつ　100g
- 本みりん　30mL

作り方

❶梅干しの種を取り除き果肉を包丁でたたく
❷なべに梅干し、はちみつ、本みりんを入れて弱めの中火にかける
❸沸騰してきたら弱火にし、全体をかき混ぜながら５～10分煮る

干し梅

柔らかな果肉でまろやかな口あたりを楽しめる！
お菓子感覚で手軽に食べられる！
夏場の塩分補給にも最適

梅干しを
さらに乾燥
させて

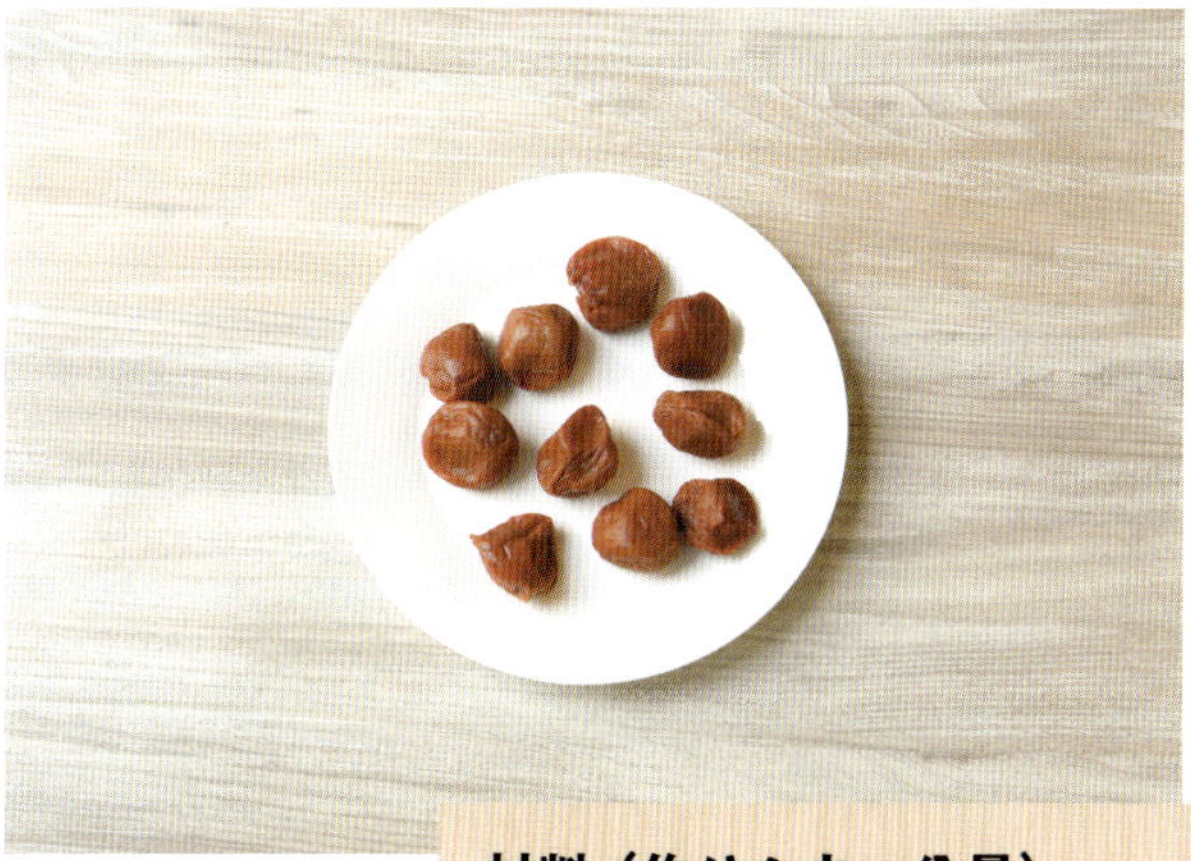

材料（作りやすい分量）

減塩梅干し　10粒

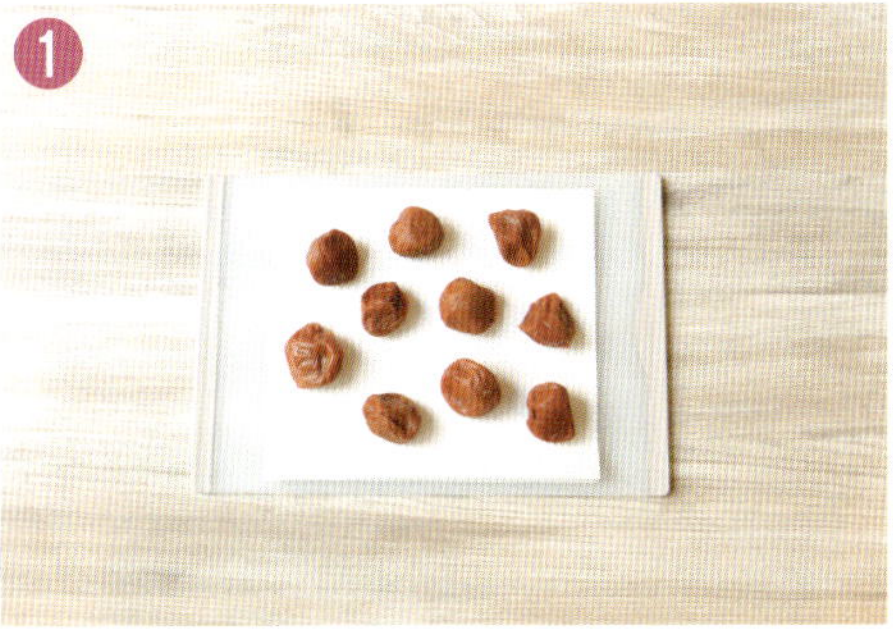

1

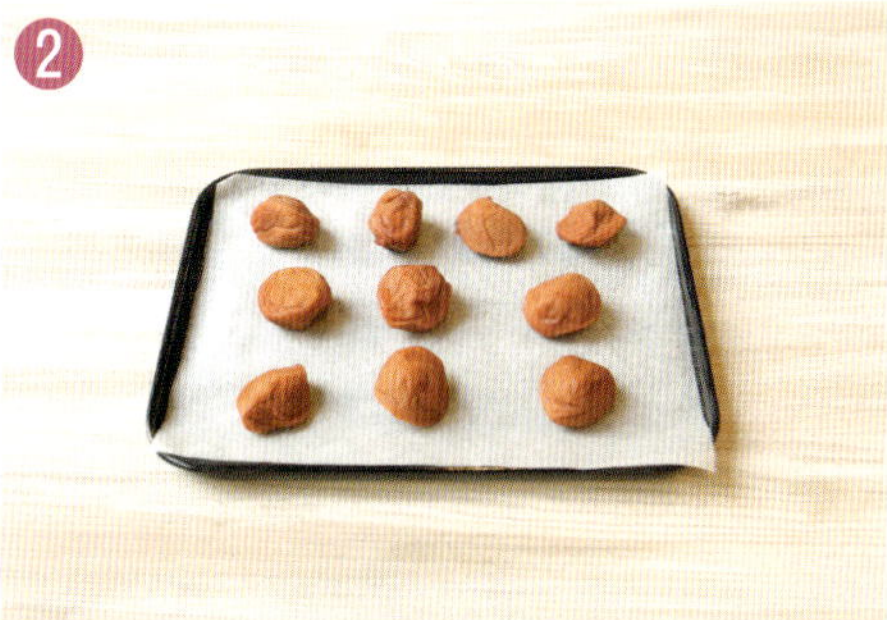

2

作り方

❶梅干しをキッチンペーパーの上にのせ、水分をふきとる
❷クッキングシートを敷いた天板に①の梅干しを並べる
❸100℃のオーブンで30分加熱する
❹梅干しを裏返しにして、100℃のオーブンでさらに30分加熱する

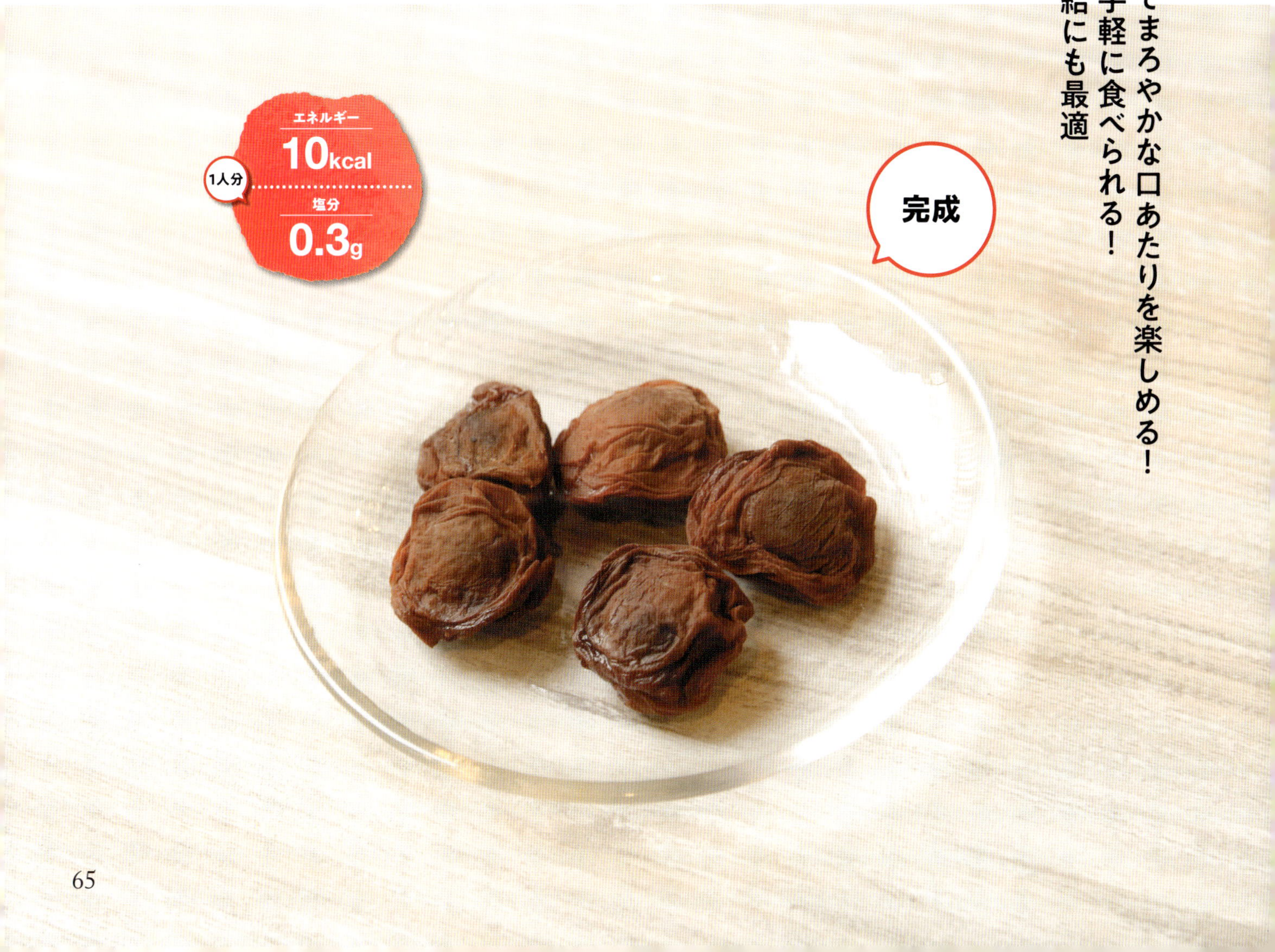

完成

1人分
エネルギー 10kcal
塩分 0.3g

梅づくし減塩レシピ

梅干しのすっぱさがクセになる！さっぱりとした風味を楽しめる

梅干し1粒で毎日元気！

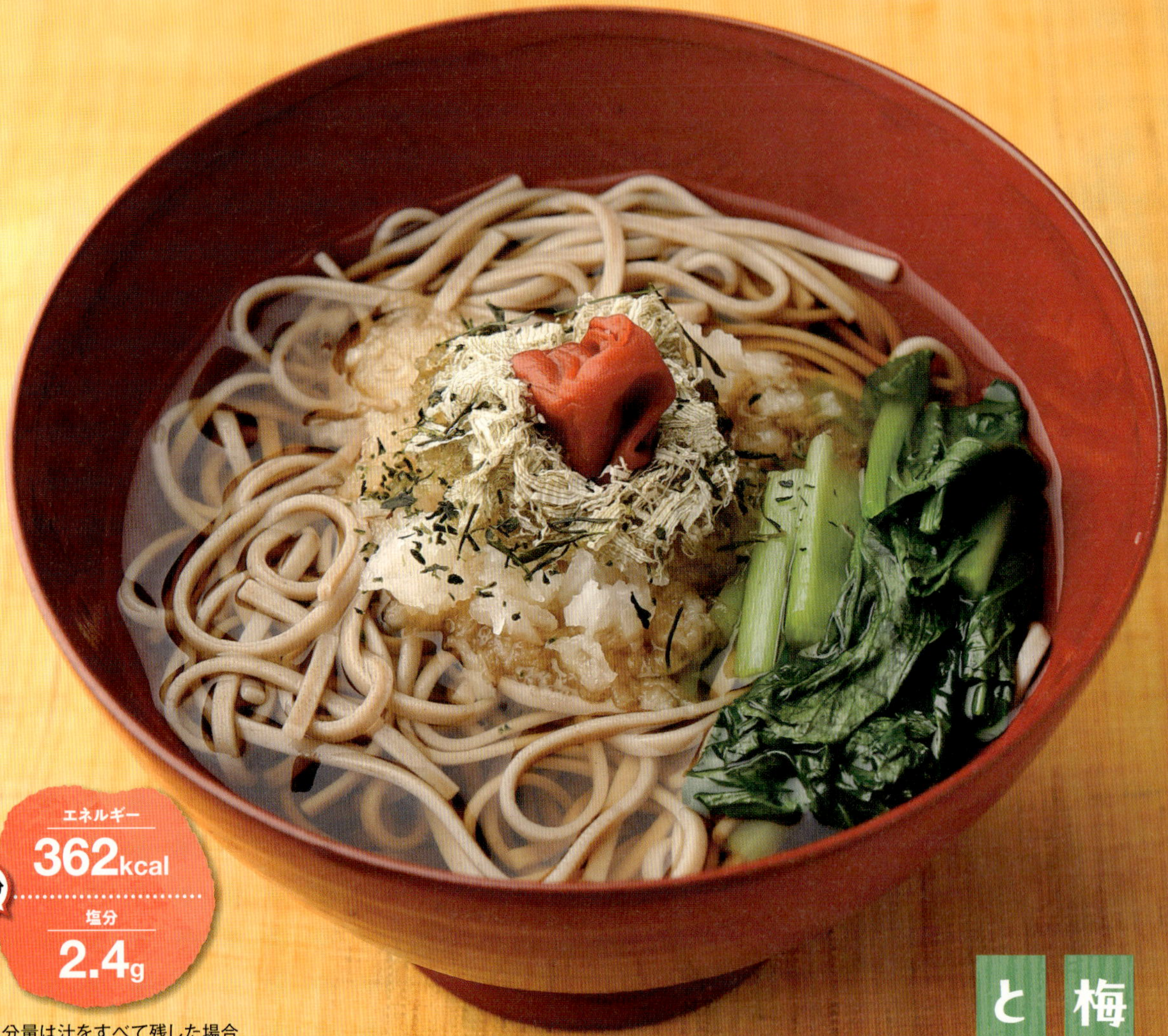

1人分
エネルギー 362kcal
塩分 2.4g

※塩分量は汁をすべて残した場合

梅おろしとろろ昆布そば

材料（2人分）

そば（乾麺） 200g
大根おろし 100g
とろろ昆布 2g
減塩梅干し 1粒
コマツナ 50g
茶葉 少々
かつおだし 600mL
しょうゆ 大さじ1と1／2
みりん 大さじ1と1／2
塩 小さじ1／3

作り方

❶なべにかつおだし、しょうゆ、みりん、塩を入れ、つゆを作る
❷そばを所定の時間でゆで、流水でよく洗ってから水けを切る
❸①に②と3cmに切ったコマツナを入れ、温まったら器に盛りつける
❹大根おろし、とろろ昆布、梅干しをのせ、茶葉を添える

料理製作／葉山ひより（料理研究家・野菜ソムリエプロ）

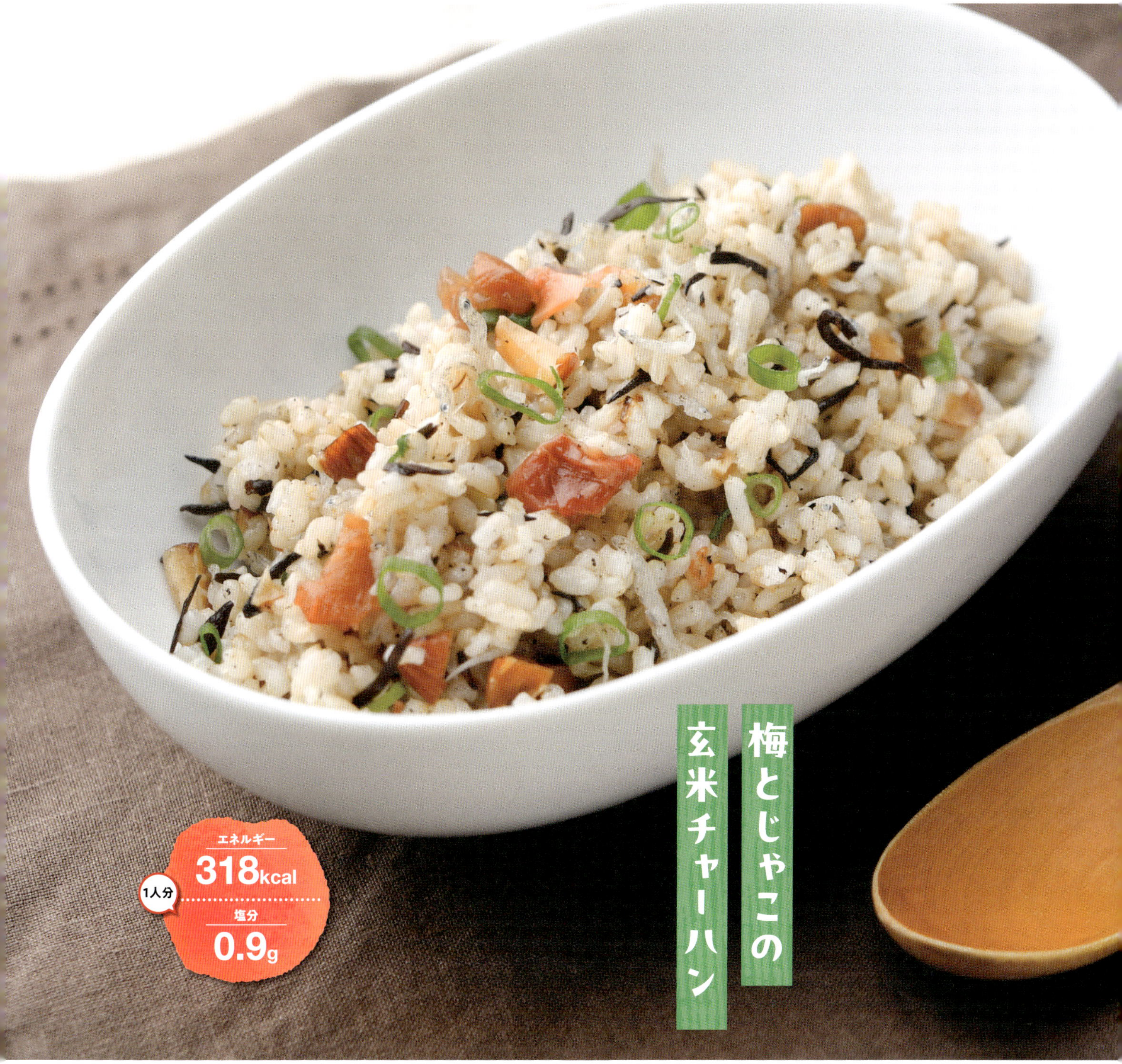

梅とじゃこの玄米チャーハン

1人分
エネルギー 318kcal
塩分 0.9g

材料（2人分）

玄米ご飯　300g
長ネギ　8cm
ちりめんじゃこ　大さじ2
生ヒジキ　大さじ2
減塩梅干し　1粒
アーモンド　10粒
塩コショウ　少々
しょうゆ　小さじ1/2
オリーブオイル　小さじ1
ニンニク（すりおろし）　小さじ1/2
青ネギ（小口切り）　大さじ2

作り方

❶種を取った梅干しとアーモンドは、粗く刻む
❷長ネギはみじん切りにする
❸フライパンにオリーブオイルを熱し、長ネギ、ちりめんじゃこ、ヒジキ、アーモンドを炒めてから、玄米ご飯、梅干しを加えて炒める
❹塩コショウ、しょうゆで味をととのえ、ニンニクと青ネギを入れて全体を混ぜる

サンラータン風梅干しスープ

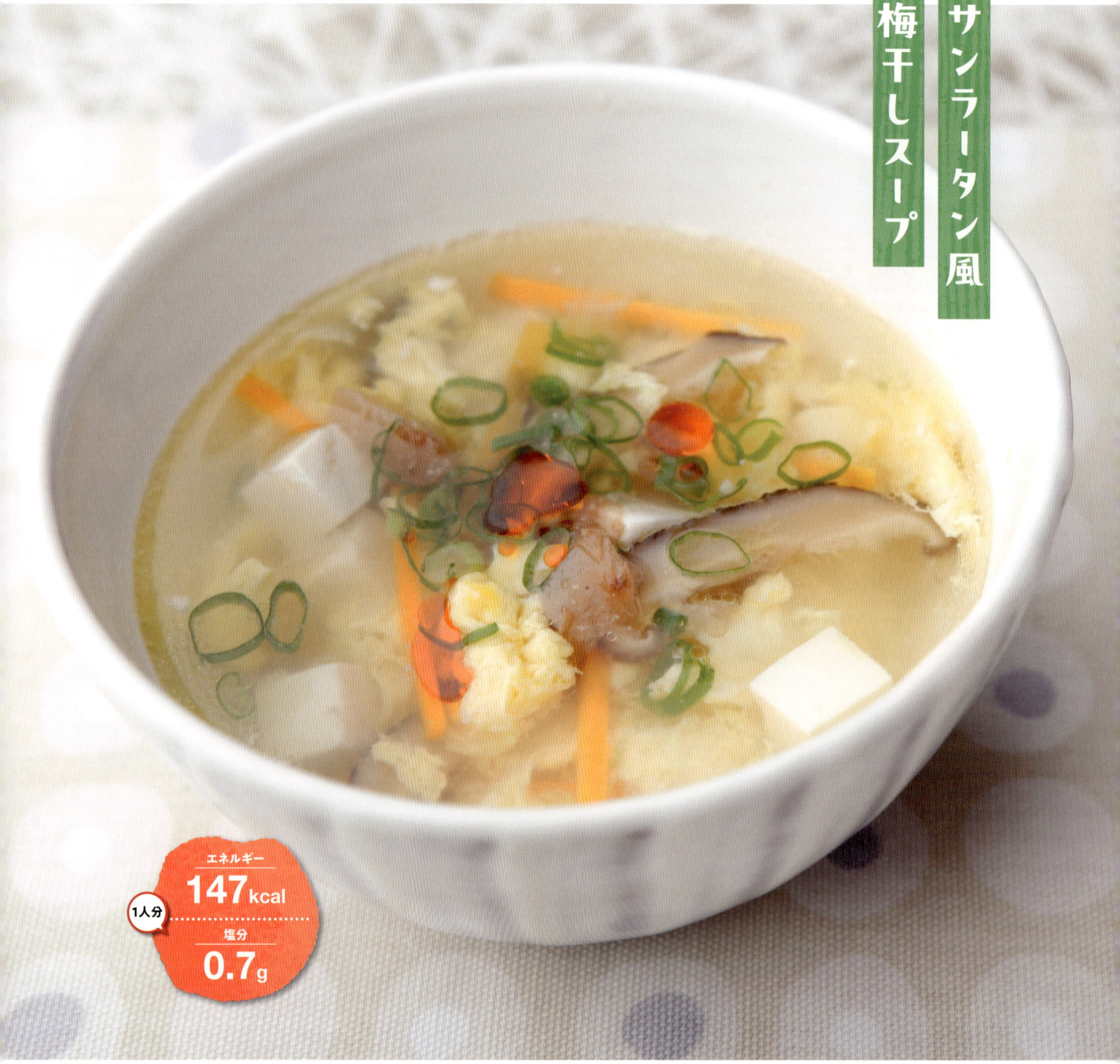

材料（2人分）

鶏ひき肉　50g
絹ごし豆腐　1／4丁
干しシイタケ（水で戻す）　1個
ニンジン　20g
減塩梅干し　1粒
卵　1個、水　400mL
鶏ガラスープの素　小さじ1
ショウガ（みじん切り）　小さじ1
ゴマ油　小さじ1、塩　少々
米酢　小さじ1、ラー油　適宜
青ネギ（小口切り）　適宜

作り方

❶豆腐は1㌢角に、干しシイタケ、ニンジンは千切りに、梅干しは種を取ってざく切りにする
❷なべにゴマ油を熱してショウガを炒め、次に鶏ひき肉を炒める
❸水と鶏ガラスープの素、干しシイタケ、ニンジンを加えて煮る。アクが出たら取り除く
❹豆腐と梅干しを加え、塩、米酢で味をととのえ、最後に溶き卵を流し入れる
❺器に盛りつけ、青ネギ、ラー油を添える

梅風味のだしびたし

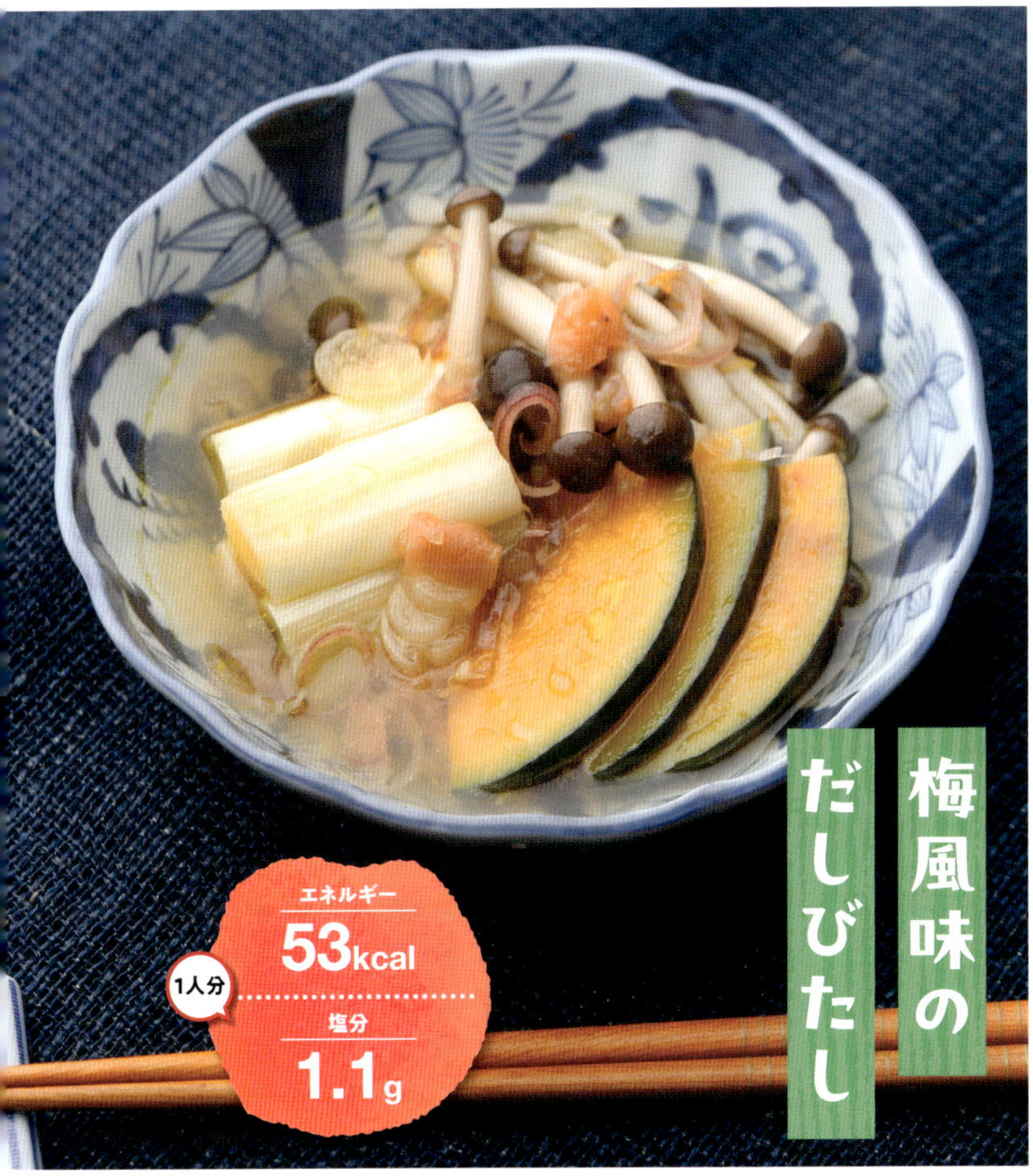

材料（2人分）

カボチャ　40g
長ネギ　1本
シメジ　1／2パック
減塩梅干し　1粒
ミョウガ　1個
かつおだし　100mL
本みりん　小さじ1
塩　小さじ1／4
しょうゆ　少々
オリーブオイル　小さじ1

作り方

❶カボチャは5mmの厚さで食べやすい大きさに切る
❷長ネギは5cmに、シメジは石づきを取ってほぐす
❸フライパンにオリーブオイルを熱し、弱火で①②を両面ともにじっくり焼く
❹梅干しは種を取ってざく切りに、ミョウガは小口切りにする
❺かつおだし、本みりん、塩、しょうゆを混ぜ、③④を入れて30分以上おく

梅とニラの豚肉巻き

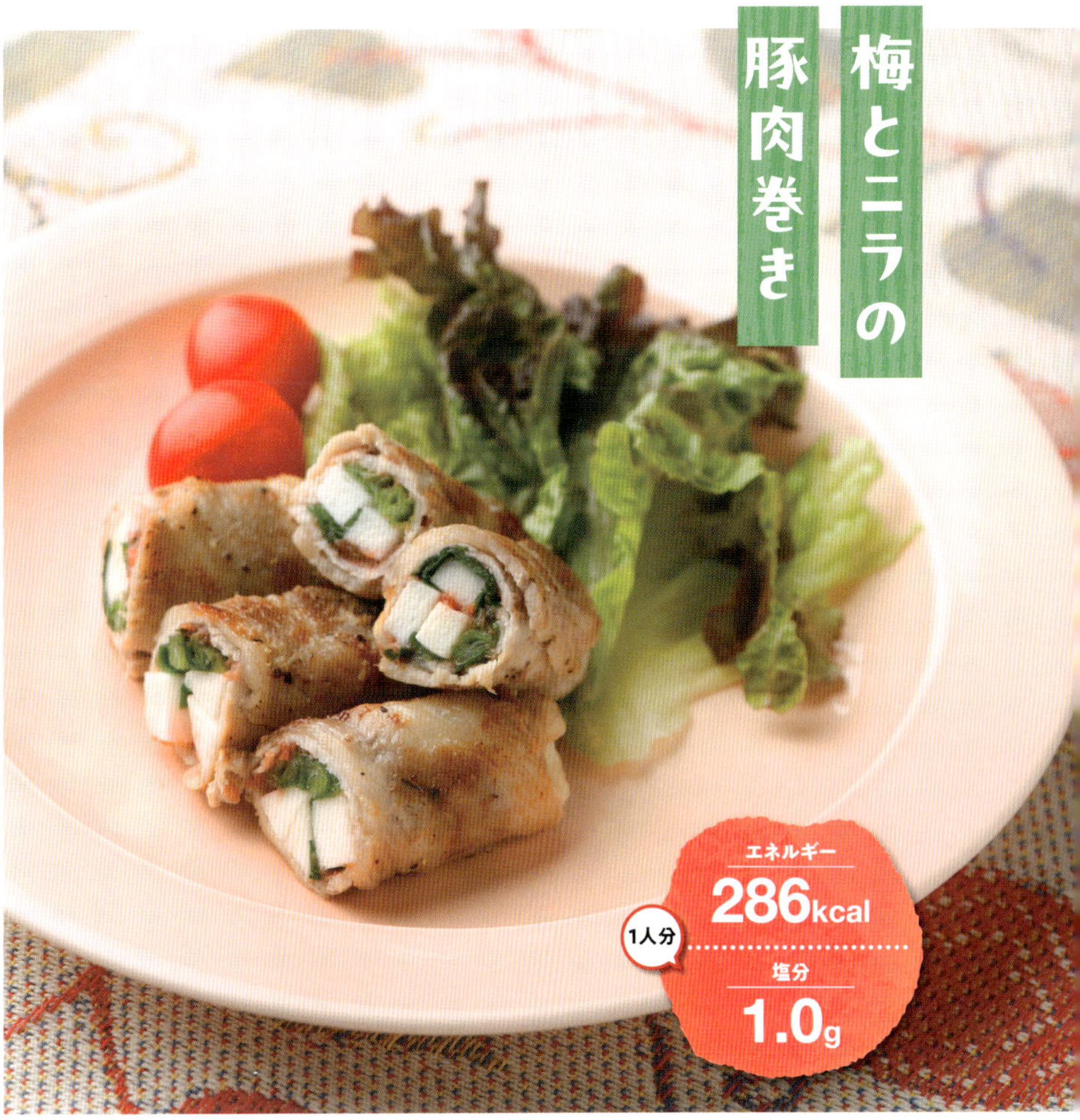

材料（2人分）

豚肉薄切り　200g
ニラ　50g
ヤマイモ　50g
減塩梅干し　2粒
塩コショウ　少々
オリーブオイル　小さじ1

作り方

❶ヤマイモは皮をむいて5cmに拍子木切りする。ニラは5cmに切る
❷梅干しは種を取り、包丁でたたく
❸まな板に豚肉を縦に置き、②を塗って①をのせ、手前側から巻く
❹フライパンにオリーブオイルを熱して全体をこんがり焼き、塩コショウを軽くふる

メカジキの梅照り焼き

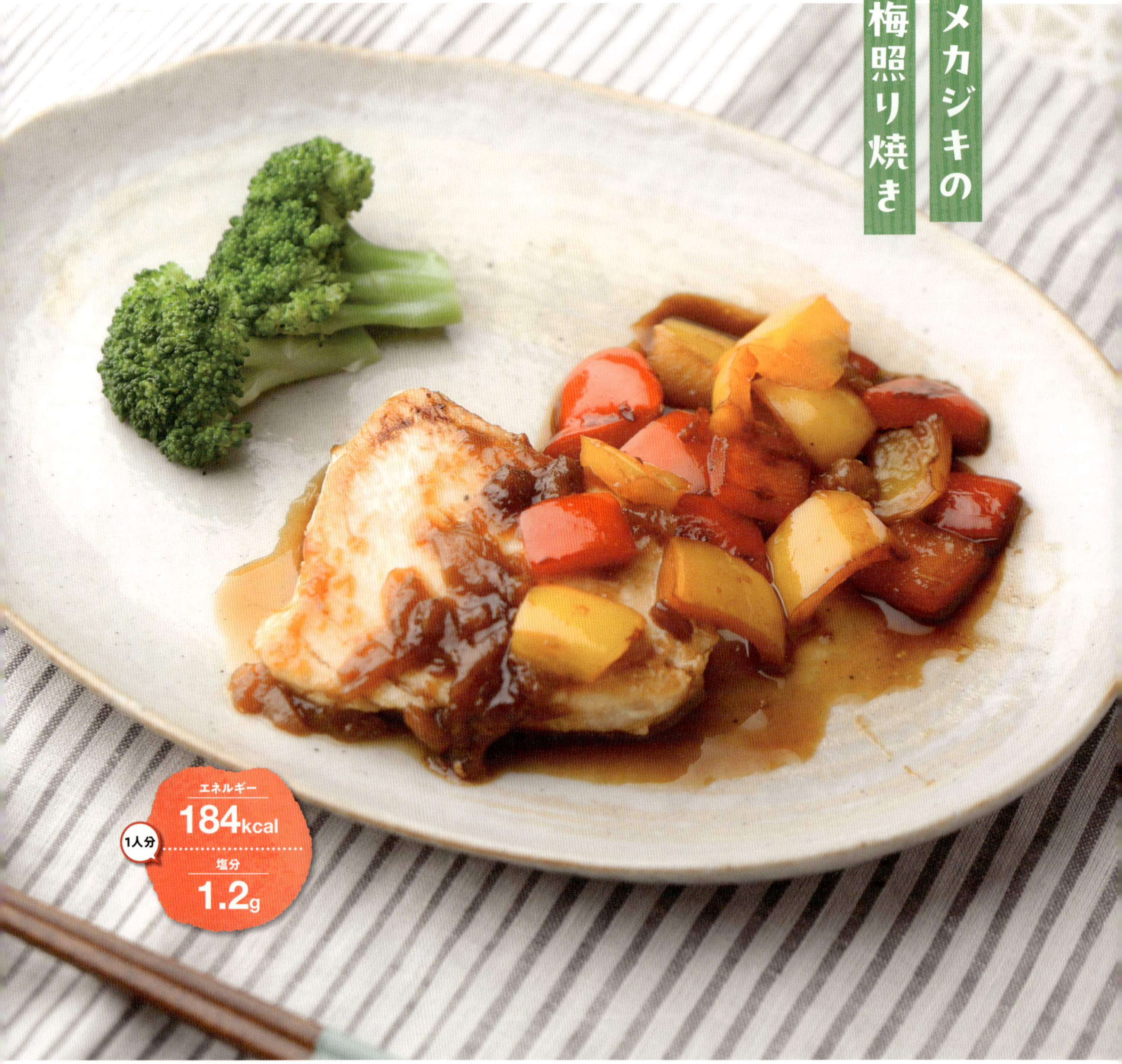

材料（2人分）

メカジキ　2切れ
パプリカ（赤・黄）　1／4個ずつ
ブロッコリー　1／8個
オリーブオイル　小さじ1
減塩梅干し　1粒
ニンニク（すりおろし）　小さじ1／2
酒　大さじ1
しょうゆ　大さじ1／2
砂糖　小さじ1／2
ゴマ油　小さじ1

作り方

❶梅干しは種を取って細かく刻み、ニンニク、酒、しょうゆ、砂糖、ゴマ油といっしょに混ぜる
❷パプリカは2cm角に切り、ブロッコリーは小房に分けてゆでる
❸フライパンにオリーブオイルを熱し、メカジキを両面ともにこんがりと焼く
❹パプリカを途中で入れて炒める
❺メカジキに火が通ったら、①を加えて全体にからませる
❻器に盛りつけ、ブロッコリーを添える